国家出版基金项目
NATIONAL PUBLICATION FOUNDATION

U0147344

中医历代名家学术研究丛书

主编 潘桂娟

张明泉 张洁晗 编著

章虚谷

Academic Research Series of Famous
Doctors of Traditional Chinese
Medicine through the Ages

"十三五"国家重点图书出版规划项目

全国百佳图书出版单位
中国中医药出版社
·北京·

图书在版编目（CIP）数据

中医历代名家学术研究丛书.章虚谷 / 潘桂娟主编；张明泉，张洁晗编著.—北京：中国中医药出版社，2021.10

ISBN 978-7-5132-6555-3

Ⅰ.①中… Ⅱ.①潘… ②张… ③张… Ⅲ.①中医临床—经验中国—清代 Ⅳ.① R249.1

中国版本图书馆 CIP 数据核字（2020）第 241876 号

中国中医药出版社出版

北京经济技术开发区科创十三街 31 号院二区 8 号楼

邮政编码 100176

传真 010-64405721

河北品睿印刷有限公司印刷

各地新华书店经销

开本 880×1230 1/32 印张 6 字数 154 千字

2021 年 10 月第 1 版 2021 年 10 月第 1 次印刷

书号 ISBN 978-7-5132-6555-3

定价 49.00 元

网址 www.cptcm.com

服 务 热 线 010-64405720

购 书 热 线 010-89535836

维 权 打 假 010-64405753

微信服务号 zgzyycbs

微商城网址 https：//kdt.im/LIdUGr

官方微博 http：//e.weibo.com/cptcm

天猫旗舰店网址 https：//zgzyycbs.tmall.com

如有印装质量问题请与本社出版部联系（010-64405510）

项目来源及国家重点图书出版计划

2005 年度国家"973"计划课题"中医学理论体系框架结构与内涵研究"（编号：2005CB532503）

2009 年度科技部基础性工作专项重点项目"中医药古籍与方志的文献整理"（编号：2009FY120300）子课题"古代医家学术思想与诊疗经验研究"

2013 年度国家"973"计划项目"中医理论体系框架结构研究"（编号：2013CB532000）

国家中医药管理局重点研究室"中医理论体系结构与内涵研究室"建设规划

"十三五"国家重点图书、音像、电子出版物出版规划（医药卫生）

2021 年度国家出版基金资助项目

学问淹博赅洽，集百家之言，成一家之长。因此，我们以每位医家的内容独立成书，尽可能尊重原著，进行总结、提炼和阐发。本丛书的另一个特点是，将医家特色学术观点与临床实践相印证，尽可能选择一些典型医案，用以说明理论的实践价值，便于临床施用。本丛书列选《"十三五"国家重点图书、音像、电子出版物出版规划》"医药卫生"类项目，收载民国及以前共 102 名医家。第一批 61 个分册，已于 2017 年出版。第二批 41 个分册，申报 2021 年国家出版基金项目已获批准，出版在即。

丛书各分册作者，有中医基础和临床学科的资深专家、国家及行业重点学科带头人，也有中青年骨干教师、科研人员和临床医师中的学术骨干，来自全国高等中医药院校、科研机构和临床单位。从学科分布来看，涉及中医基础理论、中医各家学说、中医医史文献、中医经典及中医临床基础、中医临床各学科。全体作者以对中医药事业的拳拳之心，共同努力和无私奉献，历经数年完成了这份艰巨的工作，以实际行动切实履行了"继承好、发展好、利用好"中医药的重大使命。

在完成上述科研项目及丛书撰写、统稿与审订的过程中，研究团队暨编委会和审订委员会全体成员精益求精之心始终如一。在上述科研项目负责人、丛书总主编、中国中医科学院中医基础理论研究所潘桂娟研究员主持下，由常务副主编陈曦副研究员、张宇鹏副研究员及各分题负责人——翟双庆教授、钱会南教授、刘桂荣教授、郑洪新教授、邢玉瑞教授、马淑然教授、文颖娟教授、陆翔教授、杨卫彬研究员、崔为教授、江泳教授、柳亚平副教授、王静波副教授等，以及医史文献专家张效霞教授，分别承担或参与了团队的组织和协调，课题任务书和丛书编写体例的起草、修订和具体组织实施，各单位课题研究任务的落实和分册文稿编写、审订等工作。编委会多次组织工作会议和继续教育项目培训，推进编撰工作进度，确保书稿撰写规范，并组织有关专家对初稿进行审订；最终，由总主编与常务副主编对丛书各分册进行复审、修订和统稿，并与全体作者充分交流，对各分册内容加以补充完善，而始得告成。

2016年3月，国家中医药管理局颁布《关于加强中医理论传承创新的若干意见》，指出要"加强对传承脉络清晰、理论特色鲜明的古代医家的学术思想研究"。2016年2月，国务院颁布《中医药发展战略规划纲要（2016—2030年）》，强调"全面系统继承历代各家学术理论、流派及学说"。上述项目研究及丛书的编写，是研究团队对国家层面"遵循中医药发展规律，传承精华，守正创新"号召的积极响应，体现了当代中医人敢于担当的勇气和矢志不渝的追求！通过此项全国协作的系统工程，凝聚了中医医史、文献、理论、临床研究的专门人才，培育了一支专业化的学术队伍。

在此衷心感谢中国中医科学院及其所属中医基础理论研究所、中医药信息研究所、研究生院，以及北京中医药

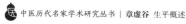
期的历史检验和积淀，至此已臻于完善和成熟，此时期宜进行汇总和整理工作，代表性著作有《医宗金鉴》。此外，临床各分科的实际诊治方法，也已有了完备的体系，代表性著作有《外科证治全生集》《目经大成》《疯门全书》等，在当时的历史条件下，中医与世界各国医药状况相比还略胜一筹。尤其是温病学派的形成，其在治疗传染性热病方面，在降低死亡率、预防传染等方面，起到了积极作用。其中人痘接种以预防天花方法的大力推行，更是中国乃至世界医学史上光辉灿烂的一页。

（一）瘟疫的流行与控制

清代前期暴发了瘟疫，无论从规模、范围、时间来看，都堪称历史之最。在《清史稿》中，对瘟疫死亡人数的描述，多用"死者无算""不可胜计"来概括，甚至，当时广为流传师道南的一首《鼠死行》曰："东死鼠，西死鼠，人见死鼠如见虎；鼠死不几日，人死如坼堵。昼死人，莫问数，日色惨淡愁云护。三人行未十步多，忽死两人横截路。夜死人，不敢哭，疫鬼吐气灯摇绿……"据史料统计，当时平均 2～3 年瘟疫就暴发一次，就算是乾隆盛世的中后期也没能幸免。而且，发生疫病最多的是浙江省。在中国古代，由于缺乏有效的抗疫手段，经常因疫情的流行而引发社会的动乱，甚至导致一个王朝的覆灭，如明末的京师大瘟疫。然而，如此严重的瘟疫，却并未引起清代的社会动荡，究其原因，除了清代前期政治开明、经济发展等客观原因之外，还由于瘟疫的破坏，使各地乡绅、普通民众等社会各界团结起来，齐心应对瘟疫。在民间，人们积极采取预防隔离措施，最主要的是，广大的中医师们对瘟疫也开展研究，并在治疫过程中提高了诊治技术，控制了疫情的进一步发展。因此，当时中医在瘟疫防治中的作用是不可低估的。此时期最具代表性的医师有叶桂、薛雪等，他们的学术思想深深地影响了章虚谷。

（二）文化的发展与禁锢

乾隆王朝文化繁荣的一面，这可以从编纂《四库全书》体现出来。以北京图书馆所藏原文津阁本统计，《四库全书》一共收录 3503 种书，79337 卷，36304 册。《四库全书》的刊行，对于弘扬中华民族文化，保存和传承古代文献做出了重要贡献。不幸的是，这场文化运动，并未像欧洲的文艺复兴一样，引起思想的变革与发展，反而遭到了严酷的摧残。乾隆时期大兴文字狱并禁毁某些书籍。有人统计乾隆朝文字狱有 130 多起，比康熙、雍正两朝有过之而无不及。不仅如此，乾隆还重满抑汉，对汉人的警惕和防范，远超清代其他帝王，汉人为官也很难。文字狱的兴起，加之官场的黑暗，使得大量的汉族才子走上了从医或考据之路。

章虚谷就是在这样的社会背景环境下诞生的，其出生地浙江会稽，恰是瘟疫横行的地方。章虚谷自幼体弱多病，加之当时疠疫肆虐，乡亲多有离世，因此立志学医。其学医的经历与李杲颇有类似之处，两人都是自幼体弱多病，都潜心研究《黄帝内经》《伤寒论》等经典著作，后又游历四方，拜访多位医家，虚心学习。但不同的是，李杲师从易水张元素，有了名师的指点，李杲医技大增，最终名声远扬，青出于蓝，成为一代宗师。而章虚谷早期虽然跟师很多，但各位医家均秉承家传，学术不开放，使得章虚谷学习十年而不知端倪。章虚谷为此在其《医门棒喝》的自序中颇有感慨。后来读到叶天士医案，才发现叶天士医理奥妙，如点龙睛，镕铸百家，汇归经义，于是又潜心数十年刻苦钻研，写成《医门棒喝》。此外，章虚谷为人恬淡磊落，如田乐川谓："章子性恬淡，不屑奔竞形势，向游于粤，当道多折节交之，章子遇之泊如。其待人宽恕，行事磊落，未尝稍有苟且。"（《医门棒喝·卷一·叙文》）因为不追求名利，章虚谷将毕生的精力奉献于医道。不仅如此，章虚谷还为人耿直，敢于独立思考，发表不同意见，而这种性格与当时之官场气氛格格不入，因此联想章虚谷不走仕途而钻研医理，也是有道理的。最终，因其医德高超，医术精湛，为后世人们所颂扬。

二、生平纪略

　　根据文献记载推算，章虚谷约生于乾隆中期。《清史稿》有其传记："楠，字虚谷，浙江会稽人。著《医门棒喝》。谓桂、雪最得仲景遗意，而他家不与。"此寥寥数语，未详述其生平经历。《清史稿》在叶桂传记中，也提到了章虚谷，并将其与吴瑭、王士雄这两个人物并列。如《清史稿》记载："同里薛雪，名亚于桂，而大江南北，言医辄以桂为宗；百余年来，私淑者众。最著者，吴瑭、章楠、王士雄。"古有长幼尊卑之分，人物的排序当以年长者为先，幼者居后。而吴瑭生于清乾隆二十三年（1758），卒于清道光十六年（1836）；王士雄生于清嘉庆十三年（1808），约卒于清同治七年（1868）。章虚谷在两者之间，当为同一时代之人。由此推算，章虚谷生卒的大致时间范围，为 1759～1867 年。另外，通过其出版的著作及其自述，也证实了这一点。如其编著的《医门棒喝》于道光九年（1829），由浙江海宁人应秋泉、纪树馥等在广州刊行，此即《医门棒喝》初集。道光十五年乙未（1835）又写成《医门棒喝》二集（一名《伤寒论本旨》或《活人新书》），由浙江山阴人陈祖望、钱昌等校刻问世。

　　章虚谷因为自幼体弱多病，所以选择学医。其潜心研读《黄帝内经》《伤寒论》等经典著作，后又游历广东、河北、江苏等地，拜访多位医家，虚心学习。但各位医家均崇尚一家之言，使得章虚谷学习十年仍不得其法。后来读到叶天士医案，才恍有所悟，认为自此略能窥得一些医理的奥妙，于是潜心三十年刻苦钻研。章虚谷最为推崇叶天士，并在此基础上，因时制宜，随证施治。对于刘完素、李东垣、朱丹溪、张从正、张景岳等提出的学说，他认为具有一定的时代局限性，在取其精华的同时，加以中肯的评论。由于当时古医籍汗牛充栋，有的各相抵牾，鉴于此，章虚谷将当时的医学理论中有争议的部分，结合自己的学习心得体会，写成《医门棒喝》一书。此外，章虚谷还对《黄帝内经》做了一些摘编与类编，名为《灵素节注类编》，因未与《医门棒喝》初集、二集同时刻板发行，故知晓此书者较少。

三、从医经历

章虚谷自幼体弱多病，所以潜心研究医理，然自认才智一般，数十年奔走于广东、河北、江苏等地，拜访多位医家，虚心学习。随着阅历的增长，章虚谷逐渐开始有了自己的心得体会，并时常将自己所感写于纸上，天长日久，所写的文章积少成多，渐渐成了一本书。每每想向有学问的人请求指正，却一直没有机会。就是本着这种虚心学习的态度，章虚谷开始了自己的著书之路。

清道光五年（1825），章虚谷对过去从医的经历进行了反思和总结，在"知非斋"完成了《医门棒喝》的初稿。在此书中，章虚谷纵观古今几千年历史，对历代名家进行点评。如章虚谷认为，张仲景"绍圣轩岐，本《灵》《素》作《伤寒杂病论》，为方书之祖"（《医门棒喝·自序》），给予张仲景很高的评价。又如，章虚谷认为金元四大家"各以己之阅历见解发明经旨一节，或论外邪，或论内伤，或主补气，或主滋阴。原非执中之论，其辞旨抑扬不无偏处。要在读者因流溯源，知其理之所归"。章虚谷的评价是"倘执其偏，不免各相抵牾矣"。而且，章虚谷认为，明代的张景岳，"亦由平日阅历所见，立论主于扶阳。既称'全书'，乃又肆议河间、丹溪为非，则不自知其偏也。盖气化流行变迁靡定，人生禀质南北不同。景岳与河间、丹溪相去各百数年，其时气化，其地风土或各不同，不可相非也"（《医门

章虚谷

学术思想

一、学术渊源

（一）《黄帝内经》对章虚谷的学术影响

章虚谷的学术思想是广泛而全面的，其学术思想中的体质认识、阴阳相火论述等，都来自于《黄帝内经》。章虚谷自小就对古代经典著作研究颇深。他认为古代圣人均是心怀天下之人，以天地之心为心，以黎民百姓为子。既然以黎民百姓为子，就不忍心见其死，必欲全其生。欲全其生，则必明其所以生、所以死之理。《黄帝内经》是圣人阐明生死之理的书，之所以称之为《黄帝内经》，是因为取生命为内为重、事物为外为轻之意。章虚谷在《灵素节注类编》自序中写道："人为万物之灵，禀阴阳五行之气以生，故与天地合称为三才。天为阳，阳中有阴；地为阴，阴中有阳；人也是如此。阳中有阴，阴中有阳，阴阳互根于太极。太极动而生阳，静而生阴；太极为阴阳之根，阴阳以平和为贵；偏胜则偏害，偏负则偏绝，若其根脱离于太极则毁。人之所以生，是得气化之和；人之所以病，是因气化乖戾；人之所以死，是由于阴阳气绝。所以，圣人详细研究天地阴阳五行生化之理，来斡旋人身阴阳气血生化之源，以救其病，保其生。"他认为医理是非常精妙的，医者研读此理，才能更好地治病救人；如果并非是天资聪颖之人，则不能悟到其中的道理；如果没有潜心研究学术之心的人，就不能精通医术；如果没有仁慈恻隐之心的人，就不能将其应用到善处。由此看来，行医不易。如果没有真凭实学，仅是徒有虚名而为医者，可谓是造孽，必将害人无数。章虚谷感慨于此，遂专门编著《灵素节注类编》一书，来阐述此种弊端；并将《素问》《灵枢》中的经典之论，节取注解，分类编辑，方便后世之人学习。

（二）张仲景对章虚谷的学术影响

章虚谷临证之时重在"辨证"，而"辨证"的创导者和实践者是医圣张仲景。章虚谷不但继承了张仲景之学术思想，而且有所发挥。章虚谷在其《医门棒喝·卷一·伤寒传经论》中写道："理有一定而法无定，法有定而方无定，方有定而病则无定也。执一定之方，治不定之病，其焉能合哉。"此言极为精辟，为医之道在于明理，理有生理、病理、配伍之理、治疗之理，故医以明理为第一。理定才有法，法定才有方，方随病定，然病有千万，处理之理则一也。医不能执方以治病，唯可依理以治病。章虚谷在《医门棒喝·卷三·平心论》中，更明确指出："治病制方固难，而辨证尤难也。"章虚谷认为，后世医家不依照辨证之法则，常常脉证不详；但提病名，即云某方用于伤寒者，某方用于伤暑者，致使后学只知记诵方歌若干，每临一病，遍试其方，如此鲜能幸中。因此，章虚谷在《医门棒喝·卷三·平心论》又云："既以诸家之书，辞义浅近而易读，则反以圣经为宜古不宜今，终身不曾寓目而亦终身称为医者。"又曰："医道如斯，亦可谓扫地矣。"章虚谷还首提"辨证论治"一词，其在《医门棒喝·卷三·论景岳书》中曰："窃观景岳先生，才宏学博，平生著作数十万言……不明六气变化之理，辨证论治，岂能善哉！不识六气变化，由不明阴阳至理故也。"可见，张仲景之学术，对章虚谷的学术影响极为深远。

（三）叶天士对章虚谷的学术影响

清代是温病学说蓬勃发展的时期，在诸多的温病学家中，叶天士可以称之为温病学发展史上的杰出代表。从章虚谷的著作中不难发现，字里行间皆是对叶天士的推崇。章虚谷认为，叶天士"实传仲景之心印"，并在《伤寒论本旨》中对《温热论》做了较为详细的注释和深刻的发挥。章虚谷在《医门棒喝》自序中云："后读吴门叶天士先生医案，见其发明奥旨，如点龙睛，而镕铸百家，汇归经义。"在凡例中又再次提及，"惟吴门叶天士先生论风温二十则，分营卫气血，传变治法，最为精当"。世人多批评叶天士用药轻灵，而章虚谷则认为，叶天士尊崇张仲景之法，但不拘泥于其方药，处方用药因时因地因人制宜；因其诊治的病人与伤寒并不相同，所以不可能像张仲景那样用大剂量的药物。在后世相传的叶天士著作中，章虚谷时有注解或评论。如章虚谷对"通阳不在温，而在利小便"的评说："救阴在养津，阳在利小便，发古未发之至理也。"叶天士云："纯绛鲜色者，为包络受病也。"章虚谷注解："纯绛鲜泽者，言无苔色，则胃无浊结，而邪已离卫入营，其热在心包也。若平素有痰，必有舌苔。"由此可见，章虚谷对叶天士的推崇之心，并形成了章虚谷独特的学术思想。

二、学术特色

章虚谷曾博采诸多医家之长，通读《黄帝内经》《伤寒论》等经典著作，还涉猎刘完素、张从正、李东垣、朱震亨、张景岳、叶天士、薛生白等诸多名医著作；其中，尤其认可叶天士、薛生白的学术思想并认真揣度；还结合当时环境及世人体质，形成了自己独特的学术思想，对后世影响颇深。

（一）根据体质辨证施治

对于体质的研究，早在《黄帝内经》中就已经有了诸多的记载。《黄帝内经》首先提出了比较全面的体质分型，在一定程度上揭示了体质的基本特征，是中医体质学说的渊源所在。章虚谷对《素问》《灵枢》等经典著作研究颇深，认为每个人的先天禀赋不同，再加之后天的饮食摄入、居住环境等社会方面的诸多因素的不同，人们的体质是千差万别的。因此，对于体质不同的人来说，在感受邪气之后，发病和病机转化方面，也都是完全不同的。所以，在治疗疾病的时候，最重要的一点，就是首先要知道患者体质的阴阳强弱，然后再根据病情治疗，才能使患者恢复健康。因为虽然患病相同，但由于体质不同，即便用同样的治疗手段和药物进行治疗，也未必能达到理想的效果。有鉴于此，章虚谷在《医门棒喝》中，对体质学说做了很多精辟的论述，旨在提醒后人在临床上多加注意。

1. 同病异治的体质剖析

章虚谷认为，由于每个人的体质各不相同，即便是感受了同样的邪气，发病及转归也各不相同。正如其书中所云："以人体质不一，受邪虽同而病变不同。"（《医门棒喝·卷一·人身阴阳体用论》）在金元四大家中，刘完素倡导火热论，认为六气皆从火化，所以在处方用药上，经常以寒凉药施治。章虚谷对此持不同意见，他认为刘完素的这种观点有所偏颇，指出邪气侵犯人体，会随着人体的体质不同，而呈现不同的发病特征，不可一概应用寒凉的药物进行治疗。举例而言，对于同时感受暑邪的人，如果是素体多火之人，感受暑邪之后，容易随火而化燥；如果是素体多寒之人，感受暑邪之后，容易随寒而化湿。如果不辨明体质，均施以寒凉之药，对于素体阳虚或者感邪之后邪从寒化的人，就会有误治的危险。

章虚谷在《医门棒喝》中，列专篇讨论人的体质差异。如在《医门棒喝·卷一·人身阴阳体用论》中明确提出："人之体质，或偏于阴，或偏于阳，原非一定，岂可谓之常乎？"从整体来看，人的体质可以分为阴、阳两大方面。进一步的差异，可以与生活的地域相联系，如"人生禀质南北不同……东南木火之方，则多热，西北金水之方，则多寒"；由于每个人饮食习惯不同，如"酒客湿热内盛"，说明后天的饮食习惯也决定着人的体质特征。除此之外，"人禀质有偏胜强弱之殊"，说明人禀受于父母的先天差异也有区别。有的人天生健壮，有的人天生孱弱而易于患病，这些都与先天禀赋密切相关。因此，章虚谷强调，在辨别体质时应"知天时，知地理，识人生禀赋源流、风土气化变异"。

2. 体质思想多尊《黄帝内经》

章虚谷对体质差异的见解，源于《黄帝内经》的启迪，如《灵枢·天年》云："以母为基，以父为楯。"《灵枢·寿夭刚柔》云："人之生也，有刚有柔，有弱有强，有短有长，有阴有阳。"这些论述，都是在说明一个人的体质禀受于父母，如果父母身体虚弱，那么后代所受父母之气便不足，或偏于阴，或偏于阳。对于父母来说，由于每次孕育的时候，身体状态也不完全相同，表现在子女身上，就会出现兄弟姐妹之间体质也不相同的现象。因此，章虚谷在《医门棒喝·卷一·人身阴阳体用论》云："故人禀质，各有偏胜强弱之殊，或有阳胜阴弱者，或有阴盛于阳者，或有阴阳两弱者，或有阴阳俱盛者。"

后天饮食方面对体质的影响，《黄帝内经》当中也有一定的记载。如《素问·生气通天论》云："因而饱食，筋脉横解，肠澼为痔。""味过于酸，肝气乃津，脾气乃绝；味过于咸，大骨气劳，短肌，心气抑；味过于甘，心气喘满，色黑，肾气不衡；味过于苦，脾气不濡，胃气乃厚；味过于辛，筋脉沮弛，精神乃央。"人之脾胃，在脏腑功能的发挥上起着巨大的作用，中医称脾胃为后天之本，气血生化之源。先天禀赋弱的人，如果后天能够得到水谷精微足够的滋养，也能增强体质；反之，如果先天禀赋强的人，但后天水谷精微摄入不足，不能充养机体，慢慢的也会变成体质弱的人。章虚谷通过对《黄帝内经》的解读，联系中医学的理论知识，指出饮食也能对体质产生影响，对中医养生防病与治疗都有积极的指导作用。

对于社会环境对人体质的影响，《黄帝内经》当中分两个方面进行阐述。一是地域环境对人之体质的影响。如《素问·异法方宜论》云："医之治病也，一病而治各不同皆愈，何也？岐伯对曰：地势使然也……"中医学认为人法自然，人体与自然是息息相关的，不同自然环境下会产生不同体质的人；顺应自然则身体强健，如果反其道而行之，则会给身体带来一定的弊端。这也是中医理论精华中整体观的体现。章虚谷同样也是着眼于此，根据人生活的地点不同，比如有南北之差异，所以在处方用药上也会做相应的调整。二是社会因素对人体质的影响。如《素问·疏五过论》中有对"尝贵后贱""尝富后贫""暴乐暴苦""始乐后苦"之人状态的描述。由于社会地位不同，存在着贫富差异，不同阶层的人也会产生不同的气质和性格，形成不同的生理体质和病变特点。

对于体质的分类方法，在《黄帝内经》当中也有所记载。如在《灵枢·阴阳二十五人》中，按照五行五音分类，将人的体质分为二十五类，这种分类方法是古代中医体质描述的经典分类方法。其以木、火、土、金、水分为五类体质，每类里再以五音分之，形成二十五种体质。《灵枢·行针》中，明确将人分为重阳之人、颇有阴者、阴阳和调、多阴而少阳四种。这种分类方法，以阴阳之多少为标准，描述了不同体质的病人，在针刺过程中产生不同的神、动、气，故而产生的临床疗效也不相同。这就提示我们，在临床诊治过程当中，如果没有辨明体质的差异，那么疗效也会大打折扣。《灵枢·通天》将人分为太阴之人、少阴之人、太阳之人、少阳之人、阴阳平和之人五类。这种分类方法，也是以阴阳的多少为标准，在此基础上加入了程度的划分，进一步做了细化。除此之外，还言明了各自的生理功能、性格气质、处事态度等，体现了《黄帝内经》体质理论的精华。《灵枢·卫气失常》将人分为肥人、膏人、肉人，这种分类方法是以皮肉满坚的程度进行划分，也就是说按照体型进行划分。由于体质差异，肥人、膏人、肉人，会产生偏寒偏热的差别。从体型来看，也会有体积大小的不同表现。《灵枢·论勇》中，将人分为勇士和怯士，分类的依据是按照胆量的强壮与否，勇士和怯士在气质、情志、五官形象、性格气场、脏腑关系及功能等方面都不尽相同，对外界产生的病理反应也不同；患病之后，病情的传变及相应的治疗方法也不相同。《素问·血气形志》中，将人分为形乐志苦、形乐志乐、形苦志乐、形苦志苦、形数惊恐五类。这种分类方法是按照形态和情志的差异进行分类。其中，形乐志苦者，经脉容易生病，应该以灸刺治疗为宜；形乐志乐者，皮肉病者多见，以砭石、针灸治疗为宜；形苦志乐者，筋骨多病，以导引和热疗方法为宜；形苦志苦者，容易出现上焦病变，适合汤药治疗；形数惊恐者，多经络不通，适合药酒、按摩治疗。这种分类方法，以及提出的相应的治疗方案，体现了针对体质辨证治疗的优势。

《黄帝内经》的这些体质分类方法，可以说是体质学说的开端鼻祖，为后世医家对体质学说的发展奠定了基石。在这些医家当中，章虚谷也做出了一定的贡献，他认为人的体质不同，感受致病邪气之后，发生的传变也相应的有所区别。在临床实践中，章虚谷非常重视体质因素对疾病发生与转归的影响，认为邪气侵犯人体，发病类型与体质因素密切相关，指出"人之体质或偏于阳，或偏于阴"（《医门棒喝·卷一·人身阴阳体用论》），体质特征因人而异，指出"人身之阴阳，营卫经络脏腑而详辨之"，主张以营卫气血、脏腑经络的功能状态，作为体质分类的依据。

3. 体质的四分法

章虚谷在《医门棒喝·卷一·人身阴阳体用论》中，将体质分为四种类型，分别为阳胜阴虚之质、阴阳俱盛之质、阴盛阳虚之质、阴阳两弱之质。其对四种体质类型，做了形态上的描述，并提出依据体质用药的侧重点。下面具体分论之。

（1）阳胜阴虚之质

阳胜阴虚之质，"形瘦色苍，中气足而脉多弦，目有精彩，饮食不多，却能任劳，每病多火"（《医门棒喝·卷一·人身阴阳体用论》）。阳胜阴虚之质，表现为形体消瘦，面色泛青，中气足，脉象弦，目有精彩，饮食不多，能耐受疲劳。这种体质的人患病时多从火化，所以需要用滋阴清火的药物。但是滋阴清火的药物容易损伤阳气，如果长期使用，可能会导致体质的改变。如果阳气已损，需要先扶阳，后滋阴。

（2）阴阳俱盛之体质

阴阳俱盛之质，"体丰肌厚，脉盛皮粗，食噉倍多，平时少病，每病多重"（《医门棒喝·卷一·人身阴阳体用论》）。阴阳俱盛之质，表现为形体丰满，肌肉壮实，肌肤致密，脉象盛大，饮食量多。这种体质的人，平时很少生病，但只要发病，多病势较重。这是因为邪气在体内积蓄已久，病位较深的原因，必须用重药才能取得疗效，比如大黄、芒硝、干姜、肉桂、附子之类。阴阳俱盛体质的人，寒药或热药均能耐受，因为素体较强，能承受重药的攻伐，如果用轻药，病重药轻，达不到疗效，所以要根据病性大胆选择寒药或热药进行治疗。

（3）阴盛阳虚之质

阴盛阳虚之质，"体丰色白，皮嫩肌松，脉大而软，食噉虽多，每生痰涎。目有精彩，尚可无妨，如无精彩，寿多不永，或未到中年，而得中风之病"（《医门棒喝·卷一·人身阴阳体用论》）。阴盛阳虚之质，表现为形体丰满，肤色泛白，皮肤娇嫩，肌肉疏松，脉大而软；食量虽多，但是容易生痰。此种体质的人，如果眼睛中尚有神采，说明暂时并无大碍；如果双目无神，多是寿命较短，或者年纪尚未到中年，便会得中风病。阴盛阳虚体质的人患病，虽然有热邪，但是用药也不能过于寒凉，防止伤其阳气；如果阳气已经衰微，要防止其出现阳气暴脱，热退以后还要用温阳药温补扶阳。

（4）阴阳两弱之质

阴阳两弱之质，"形瘦脉弱，食饮不多。目无光彩，神气昏庸者，必多贫夭，常多病"（《医门棒喝·卷一·人身阴阳体用论》）。阴阳两弱之质，表现为形体消瘦，饮食量少，脉象弱。如果双目尚有神采，耳轮部肌肉丰厚端正，说明先天体质尚强，神清智朗。此种表现为大贵之象。如果双目无神，神气昏庸，多家境贫寒，容易早夭。阴阳俱弱体质的人，常多病，却并不严重，患病时不能耐受大补大泻大寒大热之药，应该选用药性平和的药物，缓缓调理。

章虚谷的这种体质分类方法，虽然有不完善之处，但是给后世以启迪，有着不容忽视的理论与实践价值。

4. 体质与临证的关系

"夫医为性命所系，治病之要，首当察人体质之阴阳强弱，而后方能调之使安"（《医门棒喝·卷一·人身阴阳体用论》）。章虚谷认为，由于人的体质各不相同，有性别及不同年龄阶段之分，表现在生理方面，也有各自的差异。在临床诊治疾病的过程当中，医者首先要了解正常生理状态下的人，才能准确地把握患病条件下人的发病情况，以及治疗后的病情转归。章虚谷基于对《黄帝内经》体质论的解读，将人的体质按照阴阳的盛虚分为四种类型，并在此基础上，针对不同体质类型的人，患病时所采用的治法及方药也有所差别，提醒后人在临床诊治疾病的过程当中，要明确体质与病理变化关系，这样才能准确地判断病情的进退，以便尽早达到治愈疾病的目的。

（二）重视"天人合一"思想

章虚谷认为，人身与天地是一个整体。对于先天来说，章虚谷在《医门棒喝·卷四·原痘论》指出："男女构精，万物化生，二五之精，妙合而凝，絪缊一气，兆于赋形之先，故为先天。"对于后天而言，章虚谷在《医门棒喝·卷四·原痘论》又明确："先天一气混然，而为阴阳之根，即太极也。太极动而生阳，静而生阴，阴阳生而两仪判，以象人之两肾，即为后天。"由此，四象五行，脏腑形体，次第而成，与造化之生成万物，同其机括。所以，肾脏为后天形体之本，而先天混元之气，寓于命门之中。这里的命门，章虚谷称之为命蒂，命蒂即是太极之体所在。人禀天地之气以化生，其实与天地同根。天地气化流行，无非风、寒、暑、湿、燥、火之六气。人身处于气交之中，就好比鱼在水中一样。若六气纯和，人依赖此以生养；若六气偏驳，即为六淫；六淫致病，人也会受此所伤。天地之气由鼻吸入，天地之味由口受纳，所以《黄帝内经》曰："天食人以五气，地食人以五味。"《黄帝内经》言五者，是明五行之道，以气味配天地，表阴阳之理。味出于地，是依赖于天气以发生。对应到人体上，人体有五脏，与自然界当中的五行、五音、五气、五味等相对应，由此体现出天人合一的思想。

1. 天人合一思想与脏腑的联系

章虚谷在《灵素节注类编·卷一·经解·禀赋源流总论》中，开篇便阐明"天人合一之道"。指出《素问·阴阳应象大论》首明天人合一之道，"天以阴阳五行化生万物，气以成形。人为万物之灵，而始生之气禀于东者，所谓帝出乎震也。帝者，吾人之灵明主宰"。《素问·阴阳应象大论》中，通篇都是围绕着天人合一之道进行论述。"东方之木生南方之火，南方之火生中央之土，中央之土生西方之金，西方之金生北方之水，由此则阴阳五行之气全而成质，五脏、六腑、筋骨、气血之形体皆具"（《灵素节注类编·卷一·经解·始生之本》），世间万物开始化生。在人体当中，同样禀受自然界当中的阴阳五行之气，由此化生出形体当中的五脏、六腑、筋骨、气血。即"由之生化循环不息，乃为禀赋源流，天人合一之道也"。

章虚谷强调"五脏禀五行之性，而神寓于心"（《灵素节注类编·卷一·经解·始生之本》）。他认为人体的五脏与自然界当中的五行相对应，精神情志寓于心中，也同样与自然界当中的五行相对应。即肝在志为怒，心在志为喜，脾在志为思，肺在志为悲，肾在志为恐，各有所主。五行之间有着生克制化的规律，有一方出现有余或者不足，都会导致五行失衡，引发疾病。举例来说，假如肝木过于亢盛，则需要肺金相克以攻伐；如果肝木不足，则需要肾水相生以资助。其余，皆可按照五行的生克制化规律以此类推。除了脏腑与情志之外，其他与五行相通应的声、色、气、味的生克制化，也是依据同样的原理。由此看来，万物的生成，均是来源于天地阴阳的造化，阴阳之气互根互用，表现在人体上，阴居于内，为阳之镇守；阳居于外，为阴之役使。

章虚谷将人体总结为"人身为一小天地，与天地同造化"（《灵素节注类编·卷一·经解·人为一小天地》）。正如《易·乾》中所讲："本乎天者亲上，本乎地者亲下。"此为阴阳自然之性。在人的身体当中，若有阴阳不足之处，外邪容易乘虚而侵袭。正如《素问·阴阳应象大论》中所说："天不足西北，故西北方阴也，而人右耳目不如左明也；地不满东南，故东南方阳也，而人左手足不如右强也。"如果邪气侵犯人体上部，则以右侧表现为甚；若邪气侵犯人体下部，则以左侧表现为甚，这是因为天地有偏颇所致，所以邪气才得以乘虚而入。这种偏颇之性，与阴阳升降流行自然之势有关，是循环分布的。

章虚谷在《灵素节注类编·卷一·经解·摄养为本总论》中提到"人之寿夭不齐者，由禀气之厚薄，非关清浊也"，说明人类寿命的长短与先天禀赋的强弱有密切的关系。而除了先天禀赋条件之外，后天的饮食习惯、生活习性、情志变化也决定着人寿命的长短。所以，章虚谷提到："故凡起居服食，必顺夫天地气化流行之序，随时防慎，以避外来之邪，惩忿窒欲，清心节劳，以免七情之害。"这也跟《黄帝内经》当中告诫的养生原则"恬惔虚无，真气从之，精神内守，病安从来"是一致的。总体来讲，先天禀赋的强弱是条件，后天谨慎摄养是养生防病的重要环节，摄生的主要方法就是要天人合一，人法自然，顺应自然界的规律。此论也是章虚谷对《黄帝内经》养生思想的继承与发展，体现了"正气存内，邪不可干"的整体的平常人，气胜形者容易长寿；如果患病之人形肉已脱，而气反胜，是本元衰败，而气外脱于外，容易导致死亡，如形体瘦削，气也衰少，是危象。

章虚谷还从形与血气进行分析，认为"形者，躯体也。血气行于经络，血气盛则经络充，若形瘦小而色泽荣华，可知血气胜形而寿也。如形丰而色无华泽，则形胜气血而夭矣"（《灵素节注类编·卷一·经解·辨形气以分寿夭》）。形是指躯体而言，血气行于经络之中，血气充盛，则经络通畅。如果身形瘦小，但是肌肤有光泽，说明血气胜形，这样的人也可以长寿；如果身形丰满，但是肌肤无光泽，说明形胜气血，这样的人容易早夭。

4. 天人合一思想与精气津液血脉的联系

精气津液血脉，作为构成人体的物质基础，皆与阴阳密切相关，同样体现"天人合一"。章虚谷认为精是最重要的，指出"男女构精，化生万物"（《灵素节注类编·卷一·经解·精气津液血脉由阴阳所化》）；并由"精"进而论述了气、津、液、血、脉，以及气、津、液、血、脉与阴阳的关系。精常先其身而生，也就是指先天之气，是阴阳浑合而成太极之象。在《黄帝内经》当中，对精、气、津液、血脉有详细的描述。上焦开发，如雾露灌溉一样，称之为气，是由阳所化。腠理发泄而汗出，此名为津，即是指气蒸之水。谷气充满，淖泽注入于骨，名为液，是由阴所化。阳走于体表，熏肤、充身、泽毛，汗出于腠理；阴走于脏腑，注于骨，补益脑髓，通过流动达到润泽皮肤的目的，以利于骨的屈伸运动。中焦受气取汁，禀受于人体摄入的饮食水谷所化生的精微之气，奉心化赤则为血，是由阴阳相合而生化。所以血的形状像水，属阴；颜色为红色，属阳，能够统领一身表里、上下，循环流动不休。后天的生化，依赖于先天精气，如果先天精气不足，仅仅凭借饮食疗法和药物治疗，并不能补充先天的精气。营卫也是由阴阳化生，行于脉外，走于表者为卫；由阴所化，行于脉中，走于里者为营。脉为气血之先形，如果脉中没有气血流行以鼓动，那么就没有脉形；气血是否强弱，也可以从脉上得到验证。这也就是中医诊病时需要诊脉来判断病性虚实的原因。

章虚谷进一步分析了精气津液血脉虚脱的病机。他认为"先天精气，为阴阳之根而无形，脱则即死"（《灵素节注类编·卷一·经解·精气津液血脉虚脱证状》）。先天精气为阴阳之根，没有固定的形态。后天精气依赖于先天精气所化生，如果先天精气不足，后天精气也会日渐衰少，最终精气枯竭而成为脱证。肾为先天之本，受五脏六腑之精而藏之，肾开窍于耳。如果精气空虚，则耳窍闭塞，表现为耳聋；脏腑精气上注于目，才可以看清物体，若气脱则目昏不明；汗由津所化，若腠理大开，汗液大量外泄，则容易导致津脱，根本原因是由于表阳不固所致；液生髓以滋养、润滑筋骨，故液脱则筋骨的活动受限，表现为关节强急，屈伸不利，色夭无华；由于阴液枯竭，阴不敛阳，导致虚阳浮动，会出现经常性的耳鸣；血脱，则肌肤颜色苍白无光泽；脉为血之府，血液不能充盈于脉中，则脉道空虚。凡是见到脱象者，皆属于危证。

章虚谷在《灵素节注类编·卷三·经解·营卫生会》中阐释道："精血气者，皆由阴阳五行化生，故异名而同类。"他认为阴阳五行之所以能化生精、血、气，是因为心神的主宰作用；心藏神，主血脉，血由神气所化，属于异名同类。水谷精微从阴化为血，从阳化为津，津从皮毛外泄为汗，所以血和汗都是由水谷精微所化生。对于失血病人，不能使用发汗法；对于出汗过多，伤其津液之人，不能使用放血疗法。因为汗血同源，如果两者均出现亡失，患者预后不佳。若仅是失血或夺汗，积极治疗尚能有生机，这就是《灵枢·营卫生会》所谓的"夺血者无汗，夺汗者无血，故人生有两死，而无两生"之意。

5. 天人合一思想指导四季养生

人与自然息息相关，自然界有其特定的发展变化规律。对于人体来说，

（3）望形态

《灵素节注类编·卷四上·经解·闻声问证合色脉》曰："身之强健，由五脏气旺也。"若五脏之气旺，则身体强壮；若五脏之气弱，则身体虚弱。头为精明之府，精神阳气汇聚于头部。若督脉之气衰，在头部表现为头垂下倾，如视深渊，是精神将夺的表现。在人体中，背为阳，胸为阴，宗气汇聚于胸中，为气海。如肩背弯曲，表现为伛偻之态，为宗气内败。肾位于腰部，腰为肾府。如果腰痛不能摇摆，为肾气衰败之象。筋汇聚于膝部，膝为筋府。足不能屈伸，行则偻俯，为筋将衰败。肾精充养骨，骨中生髓，为髓府。如果精竭髓枯，则不能久立，行则振掉，不能正步，此为骨将衰败。所以，通过对形态的观察，可以判断出疾病的严重程度，并预测疾病后续的转归。

（4）五色主病

《灵素节注类编·卷四上·经解·验色辨生死》曰："五脏具五行之性，而色现五行之气。"由于五脏具有五行之性，且与天地五时之气相通应，所以在每个季节，都有五色的相应变化，以顺应五时之序。如肝与春相通应，在春天之时，皮肤应泛青；心与夏相通应，在夏天之时，皮肤应泛赤；脾与长夏相通应，在长夏之时，皮肤应泛黄；肺与秋相通应，在秋天之时，皮肤应泛白；肾与冬相通应，在冬天之时，皮肤应泛黑。需要注意的是，这里所提到的皮肤颜色的变化，均是指正常生理状态下肌肤顺应四时的细微颜色变化，与病理状态下五色主病截然不同。

五色现于面，为气之光华。正常人面部的颜色，应该是荣润而且有光泽的，面部的光华要含蓄，如帛裹朱、罗裹雄黄。这样的面色，提示阳气内充而周密。如果光华太过显露于外，则是不正常的表现。病轻之人，面部颜色的改变，应该为青赤黄白黑正色，不像赭、盐、蓝、黄土、地苍这样干枯的颜色。如果出现这些干枯的颜色，说明精气大衰，为病危之象。

故《灵素节注类编·卷四上·经解·验色辨生死》曰："如草兹、如枯骨等者，既枯夭不泽，而又纯现一色，则其脏气偏胜而偏绝，故死也。"

章虚谷提醒医者要谨记，在疾病未发作之前会有一些先兆的特征。如面色的变化，需要医者仔细观察领会其中的要旨。如《素问·刺热论》曰："肝热病者，左颊先赤；心热病者，颜先赤；脾热病者，鼻先赤；肺热病者，右颊先赤；肾热病者，颐先赤。病虽未发，见赤色者刺之，名曰治未病也。"此论未发病之前，面部颜色已经首先出现变化，此时就应当给予积极治疗，可以将病势阻断在萌芽阶段，不至于发展成危重病变。由此提醒我们望诊的重要性，是不可忽视的。故《灵素节注类编·卷四上·经解·验色辨生死》曰："此未病而色先现于面者，当先治之。其后虽发，亦必轻而易愈，是不可忽也。"

3. 正确认识脉诊

人禀气血以生，气血不和则为病。有诸内者，必形诸外。但病情变化多端，脉和症状表现皆有真假，差之毫厘，失之千里。故圣人立法，必以四诊互相参合，方无错误。如《素问·疏五过论》《素问·征四失论》，皆谆谆告诫后人。但俗世之人，不明此理，妄意揣度，虚言矜夸，认为切脉就能知道病情，欺人自欺，其害实甚。很多医者也经常夸下海口，说不需患者描述病情，仅凭诊脉就可知道患者为何病所苦，而有些患者也以此为奇，纷纷要求医师把脉看病，不具体说明身体有何不适。正如《灵素节注类编·卷四上·四诊合参总论》所云："俗学不明此理，妄意揣度，虚言矜夸，谓切脉即能知病，欺人自欺，其害实甚。"

（1）脉症合参，以断真假

章虚谷在书中以《难经》之论举例说："假令得肝脉，其外证善洁、面青、善怒，其内证脐左有动气，按之牢若痛，其病四肢满闭，淋溲便难，转筋，有是者肝也，无是者非也。"此言诊得弦急之脉为肝脉，必有肝病的症状，如面青、善怒等，方为肝病。如果没有肝病的症状，就不是肝病。举一反三，诊察其他病变也是如此，必须要将脉象与症状结合起来分析，当脉象与症状能够互相印证时，才能准确判断属于何种病证。所以，四诊之道，缺一不可。故《灵素节注类编·卷四上·四诊合参总论》云："一脉所主，病有多端；一病所现，亦有多脉，必当脉证互相印合，方知其病由，故四诊之道，缺一不可，经文已详悉矣。"

诊脉之时，必须要对脉象有所悟，明其理，指下才能分辨出其为和、为病、为虚、为实。章虚谷在《灵素节注类编·卷四上·四诊合参总论》说道："吾心之所解，口莫能宣。此神理必须心悟，非言语所能传。"如果明了脉象的信息，那么对症状的真假就可以准确分辨；如果能准确辨析患者的临床表现，那么对脉象的虚实也能明了。所谓真者，脉与症相合，能够很显然地区别出虚实；所谓假者，脉与症不合，实病似虚，虚病似实。真者易辨，假者难辨，不辨真假而误治，则杀人于反掌间。故《灵素节注类编·卷四上·四诊合参总论》曰："所谓真者，脉证相合，虚实显然也。所谓假者，脉证不合，实病似虚，虚病似实也。"

（2）色脉结合，辨证疾病

通过观察患者外在的肌肤颜色改变，并结合诊脉时得到的脉象，可以判断出患病时间的长短。如果出现坏色坏脉，为精气虚弱之象；如果见到常色常脉，说明正气尚存。故《灵素节注类编·卷四上·经解·色脉辨病重轻》曰："夺者，坏色坏脉也。不夺者，常色常脉也。"判断疾病是新病还是久病，应当以观察肌肤颜色的改变为主，如果脉象上表现为小弱脉，但是肌肤颜色是常色，说明为新病；如果脉象属于常脉，但肌肤颜色为坏色，说明为久病。

病邪伤及人体气血，首先体现在脉象上。这是因为脉为气血之先形。随着病程时间加长，才体现在肌肤颜色的改变，有坏色的出现。所以一旦出现坏色，必为久病。若脉象尚有神有根，此为久病将愈之状。因为感受邪气初起，最先体现在脉象上；而病情好转，也最先体现于脉象上。由此可以审察患病时间的长短、病邪的进退，对病情能够了然于心。故《灵素节注类编·卷四上·经解·色脉辨病重轻》曰："因其伤也先现于脉，其愈也亦先现于脉也。于此审察病之新久进退，可了然心目矣。"

　　若要辨别病情吉凶，也应当以脉为主，对于脉夺而色不夺之新病，通过积极有效的治疗，也可以痊愈；对于色夺脉不夺之久病，不治也能自愈。因为脉为根本，色为枝叶。若色脉俱夺，本元已败，此为难治；色脉俱不夺，虽有邪气所伤，攻邪则正气自复。

　　比如，肝之本脉弦弱，肾之本脉沉滑；如果两手之脉皆弦弱沉滑，而心肺浮洪之脉不现，此为肝与肾脉并至。如果又见苍赤之色，苍赤为心肝之色，色与脉不相对应，应该推断该病是由于跌打损伤或刀刃之伤所致。因为脉为血之府，血伤故脉沉弱而弦，血动故兼滑，现青赤之色，为血伤肝气逆而虚火动。如果询问患者并没有跌打损伤或者刀刃之伤的病史，则为感受水湿之邪所致。又如，夏天天气炎热，出汗之后用冷水洗澡，阴寒遏其阳气，其脉沉弱而弦，阳伏故兼滑脉之象，面色青赤，此为阳郁之象。故《灵素节注类编·卷四上·经解·色脉辨病重轻》曰："夏热汗出，而浴于冷水，阴遏其阳；其脉沉弱而弦，阳伏故兼滑，面青赤，阳郁之象。"

　　章虚谷强调，临证之时要以察色按脉为纲要，将色脉与五行生克相结合进行参照，与四时之气化相通应，与四方八风所从来相合，以此来判断邪正虚实，从而辨别发病之缘由。色由阳气之光华彰显于外，如天上有日光，故色以应日。脉为血之府，气为阳，血为阴，日阳而月阴，故脉以应月。故《灵素节注类编·卷四上·经解·色脉辨病重轻》曰："日月为天地阴阳之征象，而色脉为人身阴阳之征象，是天人合一之理。"色与脉相对应，随四时气化而变，如春主木，色青而脉弦；夏主火，色赤而脉洪；秋主金，色白而脉浮；冬主水，色黑而脉沉；土旺四季，主令长夏末月，色黄而脉缓，与季节时令相对应者为吉。若与时令相反，或五行相克者，为凶。六合之内，无非阴阳五行之气，流行生化，而不离其常。必通晓其中的道理，才能识得其中的变化，以观其妙道，知其纲要，而生死吉凶，朗然可辨。故欲知其要，需要察色与按脉合参。

（3）人迎气口，辨别阴阳

脉口、寸口、气口，皆是指两手之脉，主五脏之阴；人迎位于喉结旁之胃脉，主六腑之阳。对于人迎脉与寸口脉的大小强弱对比，《黄帝内经》中有详细的描述：通过比较人迎脉与寸口脉的大小及盛衰变化，比较疾病痊愈的难易程度。所以，通过诊察人迎脉与气口脉，来判断阴阳虚实、病邪进退，是有理可循的。如《灵素节注类编·卷四下·经解·格阳关阴脉》曰："人迎主阳，热病阳邪，故人迎脉盛，盛甚则阳邪入阴。"章虚谷又进一步分析，太阳主开，邪气入于太阳，仍可外泄而出；而阳明主阖，且阳明与太阴经互为表里；若邪气侵袭于此，邪必入于阴。未离阳明，邪热上冲而头痛，此已入太阴，故腹胀。邪气从阳入阴，则病邪深重，当急治之，防止形成关格死证。

（4）尺肤切诊，不容忽视

按尺肤也属于切诊的范畴。通常所说的切诊是指切脉而言，部位即西医学解剖所定义的桡动脉搏动处；而尺肤是指两手肘关节（尺泽穴）下至寸口处的皮肤这一部位。章虚谷认为，诊尺肤也是诊察疾病的手段之一。通过诊察此处肌肤的润泽、粗糙、冷热等，结合全身症状、脉象等判断病情。故《灵素节注类编·卷四上·经解·诊尺肤辨病状》曰："独诊其尺肤之缓急、小大、滑涩，肉之坚脆，以定其病也。"

《灵素节注类编·卷四上·经解·诊尺肤辨病状》中，对尺肤切诊进行了详细的分析，认为如果尺肤按之凹陷如泥，光滑而软润，此为风肿；尺肤肉弱，可知脾弱，表现为倦怠无力。由于脾主四肢，如果尺肤脱肉，则脾土败；尺肤滑泽为风，涩为风痹，这是由于气血运行涩滞所致。如果尺肤粗糙如枯鱼之鳞，为水邪内停，津液不能输于皮毛，所以表现为干燥之象。此水饮停蓄于内，应该与肿胀相鉴别。若尺肤热甚，而脉盛躁，为温热病；脉盛而滑，为气血鼓荡，病邪有外出之势。若尺肤寒，脉小，为中阳气虚。临床症状，可以表现为下泄、少气；若尺肤先热后寒，初按热，重按则不热，说明外邪在卫，故表热，推测应该有发寒热的表现；若先按寒，久按之而热，此为营热卫寒，亦发寒热之病。

《灵素节注类编·卷四上·经解·诊尺肤辨病状》曰："尺肤者，卫阳所循行者也。"并指出络脉在卫分，血藏于络中，夺血之人，阴伤阳亢，可以表现为尺肤热，人迎脉大，这是由于人迎主六腑之阳之故；两手寸口主五脏之阴，如果尺肤坚而且大，说明卫分强，与之相对应，营也应当强；若脉反小甚，说明营偏虚，气盛于表而虚于内，偏胜极而将偏绝。营卫根于阴阳，若营卫偏甚，则阴阳偏绝。

（5）五脏病脉，明晰主病

对于五脏病出现的脉象，章虚谷提醒后世医家一定要给予高度重视。一旦出现相应的脉象，就提示五脏已经发生了病变，如果没有给予积极的治疗，有可能会引发不良的后果。

《灵素节注类编·卷四上·经解·诊脉辨脏腑病证》云："心主一身之血脉，其本脉圆活如钩者，阳气升浮而按之柔和也。"若流动急甚，是由于血少风生，肝邪乘心，或由外邪郁遏其内火，风火相扇，筋脉或急或纵，手足抽掣；如果微中带有急象，缺少柔和之感，这是因为血少不能荣养经脉所致，临床表现可见心痛牵引及背，胃气因之不和，食不能下；脉搏缓甚，是由于心气热甚，故为狂笑；脉搏微缓，鼓动迟软，由于气伤血瘀；或形在心下，名为伏梁，为心之积；其积随气上下而行，新血不能归经，反时时随唾而出；脉搏大甚，为心火亢逆，肺气窒塞，患者会感觉喉中如有物梗塞，导致声音发生改变；脉搏微大，为心气不足之象，血脉瘀结，所以会牵引胸背而痛；在经络上，手少阴之脉的循行挟咽喉连目系，所以会有眼泪流出；脉搏小甚，是因为心阳不足，脾土虚寒，胃气空乏，经常发出呃逆之声；脉搏微小，是因为心火下陷于脾土中，火能消谷，所以这样的人吃得多，但是身体消瘦，称为消瘅之病；脉搏过于滑利，则心火乘于肺胃，表现为经常容易口渴；脉搏微滑，是心火流于小肠，称之为心疝，引起脐周小腹部位肠鸣音亢进，这与心脉搏滑急所致的心疝不同；后者由于外寒所致，由腑犯脏，此为内热，由脏传腑，病变发生的顺序有别；脉搏过于涩，说明气血闭塞过甚，由于心开窍于舌，所以舌謇而声不达为喑；脉搏微涩，则气伤而血溢，经脉瘀滞，阴维为病，苦心痛，所以称之为维厥；血伤而虚风动则耳鸣，因耳为心肾之窍，风上颠顶而头眩。

《灵素节注类编·卷四上·经解·诊脉辨脏腑病证》曰："肺主一身之气，其本脉轻按浮短涩，名毛者，阳气初降之象也，重按则有柔和。"如果诊脉时发现浮沉皆急甚，没有柔和之气，提示肝邪极盛，反侮肺金，使肺失清肃之权；风痰鼓激于内，为癫疾，阴病为癫，阳病为狂，皆会出现心神昏乱的表现；脉搏微急，说明气伤而营卫不和，表现为恶寒发热，倦怠乏力；气逆血不循经，则咳而唾血，气脉不通，咳则牵引胸背痛，鼻生息肉；脉搏缓甚，为卫气虚弱，肌表不固，故多汗；脉搏微缓，同样也是气伤的脉象；肢体痿废，经脉郁结，容易发生偏瘫、半身不遂等病；头以下汗出不可止，皆为气散的表现；脉搏大甚，说明肺火盛于经络；肺主表，上病极而下，故表现为小腿部肿胀，又称之为流火；脉搏微大，为热伤津液，肺气痹而引，胸背皆不舒；脉搏如果表现为小甚，因大肠为肺之腑，所以肺气下陷，导致泄泻的发生；脉搏微小，津液耗伤，故为消瘅；脉搏滑甚，为热盛气腾，故为息贲上气；脉搏微滑，为气热动血而妄行，在上为鼻衄，在下为便血；脉搏涩甚，为气伤血瘀，瘀血停积于胃中，故呕血；脉搏微涩，此为气血两伤；若气滞血瘀并见，容易形成瘰疬；上部气血郁结，气血不得下输，故下不胜上，表现为足膝软无力，此为痿病之先兆。

《灵素节注类编·卷四上·经解·诊脉辨脏腑病证》曰："肝藏血，其本脉柔软而细长，名弦者，阳气初生之象也。"若脉急强，没有和缓之象，此为血少气逆，肝气逆则易怒，故出恶言，或恶人之言；若脉微急，为气伤血瘀，结于胁下，大如覆杯，此为肝之积，名为肥气；若脉缓甚，纵缓之气横逆犯胃，容易导致频繁呕吐；若脉微缓，此因气不循经，水蓄成瘕而为瘕，瘕是由气聚所致；若脉特别大，是火盛结为内痈，火热迫血妄行，会出现呕血、衄血；若脉微大，此为血伤气痹；肝主筋，筋失荣养而阴缩，阴为宗筋，故气痹而咳，牵引小腹；若脉小甚，是由于血枯内燥，伤及阴分，会出现渴而多饮；若脉微小，加之饮水过多，水郁成热，会导致瘅的发生；若脉滑甚，湿闭而热伏，热则脉滑，湿闭而气不流行，阴囊肿大，麻木不知痛痒；若脉微滑，此属虚热，气不能收摄，故为遗溺，为肝所主之病；若脉涩甚，是由于阳气无力营运，水饮漫溢所致；若脉微涩，为气血皆伤，筋失荣养，表现为肢体拘挛的筋痹。

《灵素节注类编·卷四上·经解·诊脉辨脏腑病证》曰："脾土居中而主肌肉，其本脉和缓而敦厚，阴阳两平之象也。"脾气旺于四季更替之时，所以称之为代脉。需要注意的是，对于脉歇止有定数的，也称为代脉。这种脉象的出现，是由于脾气损伤，不能接续各脏之气以行于身所致。由于脾主四肢，如果脉特别急，说明这是肝邪盛而犯脾，风动而四肢抽掣；若脉微急，是由于气机运行受阻，饮食出入受到阻逆，所以吃了东西之后还会吐出来，这是由于脾胃中土被肝木之邪所伤导致的；缓脉为脾的本脉，但如果过于缓，说明气虚而经脉弛缓，痿弱无力，阳气不能达于四末，表现为四肢厥冷；若脉微缓为气虚，肝风乘于脾，导致四肢不用，名为风痿；

若脉过于盛大，为跌仆损伤，伤及肌肉，扰动气血所致；若脉微大，气耗血壅，为病疝，这是因为前阴为太阴、阳明汇聚之处；如腹大，说明脓血结于肠胃之外；若脉小甚，为气血皆虚，营卫不调之象，容易表现为外感证候；若脉微小，为气虚不能化津，消渴而成瘅；若脉滑甚为热，病位在脾，脾主湿，湿热闭结，前阴胀痛，小便不通而为癃闭；若脉涩甚，为气虚血瘀之象，容易发生肠澼；若脉微涩，易形成内痈，多发肠痈之类，表现为多下脓血。

《灵素节注类编·卷四上·经解·诊脉辨脏腑病证》曰："肾藏精而主骨，其本脉沉实，按之软滑，阳气归伏之象也。"若脉急甚，是由于寒邪入于骨，阳气伤而心昏愦，名为骨癫疾；若脉微急，为寒邪入经，肾经为至深之处，故足冷而厥；其邪气从少腹上冲心，名为奔豚，此为肾之积，其足强不能收缩，不得前后，二便不通，皆是由于下焦阳虚，阴邪郁闭所致；若脉缓甚为阳气耗散，督脉统领一身之阳，与肾脉相通，主腰脊，阳伤则腰脊如折；若脉微缓，为阳气内虚，阳气虚不能腐熟水谷，则发生反胃；若脉小甚，为下焦阳虚不固，下焦阳虚，则容易发生泄泻；若脉微小，肾水涸而成消瘅；若脉滑甚，湿热闭结，发为癃闭，与脾脉之滑甚同病；若脉微滑，是由于肾虚骨热，发为骨痿，故坐不能起，起则目无所见；若脉涩甚，为大痈；若脉微涩，为瘀血停留体内，结滞且干枯，所以月事不来，病邪根结于深沉之处，易成瘕疾。

《黄帝内经》认为诸急者多寒，但也有非寒者。如脾脉急甚为瘛疭病，则并非由寒邪所致，仅能说明以寒病为多见；缓者多热，也有非热者，如肾脉缓甚为折脊，此为阳虚，并非热，仅是以热病为多见；多气少血、多血少气者，此为偏胜郁滞之病。气为阳，其性流动；血为阴，其性凝滞。故气胜则脉滑，血胜则脉涩。故凡缓、急、大、小、滑、涩之脉，皆有虚实不同。其五脏为病各异，必须要四诊合参，才能准确辨别。又如《难经》

云："一脉十变。假令心脉急甚者，肝邪干心也；心脉微急者，胆邪干小肠也；心脉大甚者，小肠邪自干小肠也；心脉缓甚者，脾邪干心也；心脉微缓者，胃邪干小肠也；心脉涩甚者，肺邪干心也；心脉微涩者，大肠邪干小肠也；心脉沉甚者，肾邪干心也；心脉微沉者，膀胱邪干小肠也，五脏各有刚柔邪，故令一脉变为十也。"《难经》此文，与《黄帝内经》所云相呼应，互明其理。章虚谷在《灵素节注类编·卷四上·经解·诊脉辨脏腑病证》中总结道："盖急、大、缓、涩、沉，为肝、心、脾、肺、肾脏脉之本象，若现于别脏部位，则为病邪，甚则为脏病，微则为腑病。此处以心脏脉举例以说明，其余脏皆可由此类推。"（这句话是针对心脉急，心脉大，心脉涩等以上所论，并非仅仅是心脏脉！）

（6）三部九候，详细辨证

《黄帝内经》首次论及三部九候。如《素问·三部九候论》曰："天地之至数，始于一，终于九焉。一者天，二者地，三者人，因而三之，三三者九，以应九野。故人有三部，部有三候，以决死生，以处百病，以调虚实，而除邪疾。"章虚谷对《黄帝内经》的三部九候论也多有阐发。数止于九的原因在于，十百千万，皆一之大数，故数止于九而已。天地人为三才，而人身则有天、地、人三部，部有三候之脉，共合为九候，以应天地九野之度。九分为九野，九野为九脏，神脏五、形脏四，合为九脏。若五脏已败，其色必夭，夭则必死。通过诊察九候之脉，可以判断所患何病、病属何证、治疗方法、病情的严重程度；由此决死生，以调虚实，而除邪疾。故《灵素节注类编·卷四上·经解·脉分天地人三部九候》曰："察九候之脉和否，可以决死生，处治百病，以调虚实，而除邪疾也。"

上部天，指两额之动脉；上部地，指两颊之动脉；上部人，指耳前之动脉。中部天，指手太阴；中部地，指手阳明；中部人，指手少阴。下部天，指足厥阴；下部地，指足少阴；下部人，指足太阴。所以对应到人体脏腑部位，下部天以候肝，地以候肾，人以候脾胃之气。中部天以候肺，地以候胸中之气，人以候心。上部天以候头角之气，地以候口齿之气，人以候耳目之气。

《灵素节注类编·卷四上·经解·脉分天地人三部九候》曰："以一身分头手足三部，部有天、地、人三候，其合为九候，候其动脉，以验气之衰旺，病之吉凶也。然此与气口之必寸关尺，义各不同，互明其理也。"章虚谷认为，通过九候可以诊察相应的动脉，从而判断气的衰旺、病的吉凶；这种九候法，与诊气口脉寸关尺含义不同，两者应当互明其理；两手气口脉，皆是指肺脏本部之脉，这是因为肺为华盖，在所有脏腑当中位置最高，且肺朝百脉，各脏腑脉气尽归于肺，所以各脏腑病气，也可以从两手寸关尺之脉中得以体现。章虚谷在这里阐述的三部九候诊病方法，是诊察各脏腑本部之脉气，更能凸显出它的真实性。举例来说，假如外邪闭遏肺气，其两手之脉或郁或伏，并不知病在何脏何腑，此时必须要结合三部九候法诊治，才能准确判断。

（7）脉形相合，以断生死

章虚谷对脉诊尤为重视，这是因为通过诊脉与形体相结合，可以判断人的生死。《灵素节注类编·卷四上·经解·脉分天地人三部九候》分析指出，如形体丰满，脉象反细，少气不足以息，此为外强中干，故病危；如形体消瘦，脉反大，胸中多气，此为本元离根，上奔欲脱，故死；如形体与脉象吻合，形体丰满之人脉象也盛，并且气盛，或形体消瘦之人，脉象也细小，并且少气，都是形气相得之象，所以，这些人即使患病，但本元未摇，虽病可生；若脉象参伍不调，脉来浮沉迟数失其序，如寸应浮、尺应沉、热应数、寒应迟，反此则为不调。凡病之人，若三部九候皆失其本象之脉，则阴阳败而气血乱，故死；上下左右之脉，数动搏指，来去出入，至数不清，由此可知，此气血乖戾，故病甚；如脉象散乱无序，也是将死的脉象；如仅能触及中部之候，与众脏相失，说明仅存脾胃之气，而浮沉各脏，本脉形象皆失，各脏气败，故死；若各脏脉虽未败，但唯独中部之候大衰，此脾胃先败，后天根本已绝，也是将死的脉象；目由五脏精气所聚，目内陷则脏气绝，故死。

（8）四季之脉，明辨虚实

章虚谷认为，人体脉的流行，与自然界当中溪水的流行相类似，有源流澎湃之势，同样体现"天人合一"；其中蕴含阴阳升降出入之理，并总结为"上、下、来、去、至、止"六字（《灵素节注类编·卷四下·经解·脉象辨病》），教人揣摩领悟。自尺而上于寸为阳，自寸而下于尺为阴；由沉到浮，为出为阳；由浮到沉，为入为阴；其上而出为来，其下而入为去；应手为至，离手为止。所以，脉象粗大，为阴不足，阳有余，阳偏胜，为热中之病。脉来疾去徐，气向上升速度快，向下降入慢，上出气旺，所以为上实下虚证。下虚则足厥冷，上实则颠顶或疼或胀。脉来徐去疾相反，升出气迟，降入气速，下入气旺，所以为下实上虚证。上虚为阳虚，故恶风。因其外感邪风，风为阳邪，故阳气受病，此为同类相感。如三部脉皆为沉细数，这种脉象为邪热入阴之象。所以，病在少阴肾经，若出现厥逆，此为气逆。如果脉沉细数散，兼有营气不通的症状表现，易发寒热。这种脉象，张仲景在《伤寒论》中有所提及，即"少阴病，始得之，反发热，脉沉者，麻黄附子细辛汤主之"。但彼为寒邪，故脉微细；此为热邪，故脉沉细数散，皆属于少阴兼营卫之病。若脉浮而散，是元气外脱的征象，可以表现为眩晕欲仆。如果脉浮而不躁，说明病邪在阳分，为热病。脉躁说明病位在手经，这是因为手经为心肺三焦之部，属阳中之阳，所以在脉象上表现为躁象。如果脉沉而细，说明病邪在阴分，深入于骨，症状可以表现为骨痛。脉沉细而静，说明病位在足经，这是因为足经为阴中之阴，与前面所讲的躁在手经相对。对于脉静还是脉躁，以及相应的临床特征，都需要医者仔细审察。举例而言，脉数动为火，病在阳分；如果脉跳之间偶尔会出现一个歇止，这种脉象称之为促脉，由于火邪下迫而导致泄泻，热邪入于营分，则便脓血；邪郁而气血伤，故脉代。所以，章虚谷强调，对于诊脉之后，辨证为外感还是内伤，都应当详细审问病因，才不至于失治误治。故《灵素节注类编·卷四下·经解·脉象辨病》曰："以上诸病，或由外感，或由内伤，更当审问其因也。"

诊脉之时，如发现此刻的脉象较平常时太过，此为有余之象，为病气过盛，并非为元气有余。若病在卫阳，为阳气有余，故身热无汗，腠理闭滞，故脉涩；病在营阴，为阴有余，故多汗而身寒，腠理开泄，津液流通，故脉滑；营卫俱病，为阴阳俱有余，营卫皆闭，故无汗而身寒。诊脉之时，如果浮取时触不清脉象，重按只沉部才能触到清晰的脉象，说明这是内有结积在心腹，气机闭郁于内不能达于肌表所致。反之，如果重按时脉微弱，浮取时脉偏旺，这是由于感受外邪，所以表现为身热；如脉旺于上而弱于下，即寸旺尺弱，说明上盛下虚，可以表现为腰膝酸软，怕冷；如脉旺于下而弱于上，即寸弱尺旺，说明上虚下盛，所以在上会表现为头项强痛。重按至骨，脉气衰少，说明为肾元亏虚，阳气不足，所以表现为腰脊痛，周身发痹证。因腰为肾之府，脊为督脉循行所在，能统领一身之阳，阳气不能充周于身，易受风寒湿邪气的侵袭而发为痹证。故《灵素节注类编·卷四下·经解·脉象辨病》曰："腰为肾之府。脊为督脉，阳经之纲，风寒湿合而成痹，由阳气不能充周于身也。"

春生夏长，秋收冬藏，气之流行，生化万物，这是自然界的规律。人法自然，所以对应到人体的脉象上，也会随之发生变化。五脏之脉，各有本脏之形。肝与东方之木相通应，其气柔嫩。《灵素节注类编·卷四下·经解·辨脉太过不及中外异病》曰："故脉软弱，轻虚而滑，滑者，流动也，端直以长而象弦，阳气条达也。"春天出现弦脉，为应时之平脉，若脉气之来，不轻虚而实，不柔和而强，此为太过，为外邪侵袭，肝气郁结上逆，所以情志上会表现为易发脾气；风为阳邪，其性主动，所以易侵犯头窍，表现为头晕、目眩、头痛，尤其以肝经循行部位的颠顶处掣痛为主。如果脉不实而微，是为不及，为中虚之病，缺乏阳和生气，三焦水道不宣。在上表现为胸部窒闷，痛引及背；在下表现为两胁虚满。此时，治疗上应该用补阳之法以和阴，不可作实痛实满而用攻散之法。

夏季是万物生长的季节，此时阳气升浮于外。《灵素节注类编·卷四下·经解·辨脉太过不及中外异病》曰："故脉气升多出多，为来盛；降少入少，为去衰，而其形如钩也。"如脉气来去皆盛为太过，心火感召外火，火邪劫烁津液，津液不能润养肌肤，则会出现肌肤干痛，热邪弥漫营卫，如水之浸淫于周身；如脉气来不盛，去反盛，是阳气内虚，心气不足以荣养，所以会出现心烦不宁，中虚津液不化，气滞痰凝；在上表现为咳唾，在下表现为泻下，这是因为火虚不能温煦脾土所致。

秋令之时，阳气下降入地，万物成实。《灵素节注类编·卷四下·经解·辨脉太过不及中外异病》曰："夏脉之浮洪，转为轻浮。来急者，收束绷急之象；去散者，阳气下降之象。以其浮部轻虚，故名毛脉。"若其气来毛而中央坚、两旁虚，此本有内热。外凉收束，故中央坚，为太过之脉，令人肺气逆而背痛，郁闷不快；其气来毛而微，按之虚微无力，此为不及之脉，病在中气虚，故喘息，而呼吸少气且咳，气虚不能摄血，随咳而出，喉下可闻及痰阻之病音。

冬令之时，阳气尽入于地，万物归藏。《灵素节注类编·卷四下·经解·辨脉太过不及中外异病》曰："故脉气之来沉以搏，是浮按不足，沉按有力也。阳藏而营运于内，故名营，以沉部有力，故又名石脉也。"若其气来如弹石，缺少柔和之气，为太过之脉，病在外，为精伤阳气外露不固，故经脉懈弛，脊脉痛，元气耗散，少气不欲言；如鼓动力弱，为不及之脉，病在中，中气空虚，心主宰功能失司，令人心悬如病饥，又不能食，中脏清冷，脊痛，脊属督脉，皆由肾虚肝郁所致，故少腹满，小便失其常，或短或涩，此时由于下焦气化无权所致。此两证，皆为内伤之病。

（9）阴阳四时，与脉相合

人与天地为一个整体，脉象也应与阴阳四时相合。如心肺应浮，肝肾应沉，腑脉浮大，脏脉沉小等。脉与四时相应，所以脉春弦、夏洪、秋浮、冬沉，且脉象和缓，有胃气。若脉象如此，虽病易愈。若脉与阴阳相逆，则脉象与前相反。若脉与四时相反，如春见浮脉，是金克木；夏见沉脉，是水克火；秋见洪脉，是火克金；冬见代脉，是土克水。

若春夏秋冬四时，未有弦、洪、浮、沉本脏之脉，当春夏阳旺而升之时，其脉反瘦小，不应其气，此为内衰；秋冬阳降而藏之时，脉反浮大而虚，属本元不固，此为逆四时。又如，风热而脉反静，是阳病见阴脉，正气不能抵御外邪；便泄脱血，阴阳皆伤，脉应沉弱而反实，是无胃气之真脏脉；病在中而有积而脉反虚，此为元气已亏，不可以用攻积之法；外感之病而脉涩坚，此脏器虚衰，不可以达营卫而祛邪。《灵素节注类编·卷四下·经解·辨脉阴阳四时逆从病状》总结说："故此皆为难治之病，命曰反四时者，是与天地气化相反也。"

（10）妇人脉象，尤当详辨

女子有经、带、胎、产的特殊性，故从脉象上辨别妇人之病尤为重要。滑脉为妇人怀子的常见脉象。手少阴为心之脉，心主血，肾藏精，精血盛而凝结成孕。月事不下，心火上炎，而脉动甚，故亦可见烦渴欲呕。此是由于心火上炎，浊气不得下通所致。这种和滑的脉象并非病脉，诊肾脉也应当流利而充实，可知为妊娠之脉。若心脉虚动，肾脉不滑而涩，月事不来，属于血瘀之象，心火虚动并非怀孕的表现，长此以往，必然发展成疾病。对于通过诊脉来判断妇人所怀是男是女，《灵素节注类编·卷四下·经解·辨妇人怀妊崩产脉病》论及"脉左旺寸旺，为阳为男，右旺尺旺，为阴为女。"

《灵素节注类编·卷四下·经解·辨妇人怀妊崩产脉病》曰："此论脉象，必以和缓胃气为本，若搏击而不柔缓，皆为病脉，独妇人怀孕不同，故首标。"阴搏阳别在尺部，脉位沉，皆为阴，而搏击有力，与阳部浮候之脉别异。此精血充盛，必搏击流利而不涩滞，为有子之象。如脉象涩滞则为血瘀，如果瘀血在体内日久，就会出现腹痛、胀满等。如果脉阴阳俱虚，又有肠澼，下泻不止，无论男女，皆为本元虚脱而不能收摄之象。出现这种证候的患者预后不良，有可能会有死亡的危险。阳加于阴，阳邪乘于阴分，津液发泄为汗出，所以会有恶风的现象，应当用张仲景的桂枝汤来进行治疗。如果不恶风而盗汗，说明没有外邪侵袭，应当以滋阴为主。阴脉虚，阳脉搏，此为阳亢不能统血归经，在女性可以表现为突发的崩漏。如果三阴俱搏指，是无胃气之真脏脉，为将死之脉。二阴搏、一阴搏，皆与三阴搏相类似。三阳俱搏且鼓，三阴三阳俱搏，都是指真脏脉而言。如兼有心腹胀满，为正气衰败，邪气亢盛，二便不通，此为关格证，皆是病危之兆。

妇人产后，如失血过多，患温热病，诊其脉小，此为正虚邪盛；若手足温，可知脾胃阳和之气尚能周布而生，若手足寒则阳气厥逆而死。若中风热阳邪，受于上部阳分，心肺气逆，表现为喘鸣鼻息而抬肩，此邪壅于上，故脉必实大；若脉和缓有胃气，但泄其邪热，可生；"若实大急强，是气脱之真脏脉，则死"（《灵素节注类编·卷四下·经解·辨妇人怀妊崩产脉病》）。

章虚谷在《灵素节注类编》中，对脉诊的阐释占四诊合参比例的十分之七八，颇有心得。通过以上所述章虚谷对脉诊的理解与看法，也从一个侧面反映了其在临床实践中的成就。脉诊是四诊当中非常重要的组成部分，章虚谷在此论及的诊脉法，并不局限在独取寸口的诊脉法。由此可以看出其对《黄帝内经》脉诊论的精熟程度，并且是在全面继承的基础上更进一步的发挥和创新。

（四）从阴阳角度解读脏腑

1. 脏腑的生理功能

《灵素节注类编·卷二·阴阳脏腑总论》曰："人禀阴阳五行之气以生，而阴阳之变化无尽。"若将脏腑分为阴阳，则脏为阴主里，腑为阳主表；五脏具备五行之性，而五行又各具阴阳，故各脏之气为阳，血为阴。若以腑配脏，则肝为乙木属阴，胆为甲木属阳；心为丁火属阴，小肠为丙火属阳；脾为己土属阴，胃为戊土属阳；肺为辛金属阴，大肠为庚金属阳；肾为癸水属阴，膀胱为壬水属阳，阴阳五行之气生化不息。五行之生，实为相长之意，但不能生气太过，若太过则偏亢，故生中有克。克即是克制，如木克土，土克水，水克火，火克金，金克木，互相节制。若一行出现不足，则需要相生者助之，如补土生金法之类；若一行出现过亢，则需要相克者制之，如泻南补北法之类，使不平衡者归于平衡。"脏"字，在《黄帝内经》中均为"藏"字，为藏于内之意，藏精气而不泻；腑即是容器之意，传化物而不藏。其能藏能化，皆是由于阴阳五行之气的运用。而脏腑各有所主，各有功能，各有所司。若脏腑功能失司，则气化乖逆，而生百病。肝藏魂与血而主筋，心藏神而主血脉，脾藏意而主肌肉，肺藏魄与气而主皮毛，肾藏精与志而主骨。肺又权衡一身之气，脾又统领一身之血；心为君主，一身气血皆随心所使，各脏皆有系脉通于心。故心神安定，则五脏皆安；心神妄动，则五脏皆病。如喜则心气缓，怒则肝气逆，思则脾气结，悲则肺气消，恐则肾精伤，凡七情皆由心发，而先伤各脏。如其功能所司，肝司疏泄，开窍于目；肾司闭藏，开窍于耳及二阴；脾司运化，开窍于口；肺司呼吸，开窍于鼻；心司鉴察，开窍于舌；耳通心肾之气，又为心肾之窍。脏腑之间的配属，因其部位的相连而互为表里，互相为用。腑依赖脏气以宣化，故脏虚则腑不传输；脏借腑气以舒和，故腑实则脏气厥逆。如肺与大肠相表里，若肺气虚，则大肠失司，或泄泻，或便秘；若大肠积滞不行，则肺气逆满，不能下降，其他脏腑之间的关系，也是如此互相为用。又如胃司受纳腐熟水谷，这一过程需要依赖脾的健运，以化成饮食精微，上达于肺，敷布于周身，以充养各脏腑，故胃为水谷之海；其糟粕下传于小肠，小肠主泌别清浊，其中清者渗入膀胱，浊者下归于大肠，又依赖三焦气化宣畅，而水火均平，则二便通调。三焦之气化，本于肾阴肾阳，若肾元衰，则三焦无权，而脾胃也因之升降失调，清浊混淆，则百病俱出，此为脏腑之间各自发挥功能又互相配合的结果。胆依附于肝，两者互为表里，其精汁有入无出；若感受热邪，胆汁外泄而口苦。心包络居于膻中，在心脏之外，起到保护心脏的作用；凡邪气侵袭于心，皆由心包络代为受之；若心脏受邪则神去，神去即死。心包络与三焦连贯为表里，故五脏、六腑及心包络共成手足阴阳十二经。医者必须首先熟悉脏腑的生理变化、经络的流行之道，才能辨病之表里虚实，然后对症治疗。

2. 脏腑之间的关系

脏腑之间，互相协调配合，共同发挥作用。章虚谷首先探讨了心的特性，在《灵素节注类编·卷二·经解·脏腑功用气血光华》中说道："心藏灵明，故为生之本，神明之变体也，其光华则现于面，其气充于血脉，其位在南，而象离火，为阳中之太阳，夏令属火，故通于夏气。"其次，肺主司一身之气，并能权衡节度，使之条达，故为相傅之官；肺治周身之气，为气之本；肺藏魄，其华在毛，其充在皮，皮毛为肺之合；其位在西，而象乾金，为阴中之太阳；秋令属金，故通于秋气也。肝为刚脏而出谋虑，故名将军之官；肝为厥阴，厥阴为两阴交尽，故为罢极之本；罢极即是阴极，阴极则阳生；阳出于肾，由肝胆而升；肝藏魂，其华在爪，其充在筋；

其味酸，其色苍，其位东，而象震木，故为阳中之少阳；肝体阴而用阳，其体为阴极，其用为少阳风木之气，春令所主，故通于春气。理直则胆气壮，而公正则有决断，故胆为中正之官。膻中为心包络所居，心包代心用事，为近使而君之喜乐，由其出而传宣，故为臣使之官。脾主运化，胃司受纳腐熟水谷，故为仓廪之官。五味皆由脾胃消化，而化生气血。大肠承小肠之糟粕，变化清浊，而下出于二便，故为传导之官。小肠受盛胃中所下食物，而消化归于大肠，故为受盛之官。肾藏精与志，肾主骨升髓通于脑；脑为智慧之源，故聪明才智与肾关系密切；智力聪慧则技艺精湛，故肾为作强之官，而出技巧；肾主藏精，凡一身之精，由脾运输传化摄聚，归藏于肾；气生于精，肾为生气之本，此为阳根于阴之理；其华在发，充在骨，其位在北，而象坎水，为阴中之少阴，冬属寒水司令，故通于冬气。三焦在脏腑外、躯体内，相火游行于其中；肠胃食物，赖三焦以腐化，故名为焦，取火熟物之义。凡清升浊降，清者由脾胃上输于肺，肺通调水道，下输膀胱，水精四布，五经并行，浊滓归于小肠、大肠，皆由三焦之气宣化，故水道出于三焦，为决渎之官。上焦如雾，阳气氤氲，以生津液；中焦如沤，脾胃运化，蕴酿糟粕；下焦如渎，清浊分行，滓水下出。水由下焦渗入膀胱，满则泄出，如州都之聚汇而藏津液，名州都之官。其能渗入泄出，全赖下焦之气化，故云气化则能出矣。脾、胃、大肠、小肠、三焦、膀胱，皆参与饮食水谷的消化和吸收，传输水谷之精气，泌别清浊，出陈入新，故合称为仓廪之本；为营血化生之处，故为营之居，犹如器具之能蕴酿、消化糟粕，以转变气味而出入。因唇为肌肉之本而属脾，其华现于口唇周围的白肉际，其充在肌，其味甘，其色黄，以其位中而象坤土，与命蒂相连，而与至阴相类，通于土气。此十二脏腑，各有自己独特的生理功能，不得失其职，独赖心神清静，则气化调和。心神清静，则心明有主，君主明则下安；若情欲妄动，则气血扰乱，经络闭塞，不得流通，而脏腑之气皆壅遏，百病丛生，形乃大伤。故善养则寿，唯在君明而已，否则殃害即生，这与治理天下是同一个道理。

3. 水谷之气在五脏中的流行

章虚谷在《灵素节注类编·卷三·经解·食气行度》论述到，谷食所化之气，先由肝和心浸淫筋脉，脉气流经，由经归肺；谷食入于胃，必须依赖元阳之气消化，阳气出于肾，由肝而之心；因肝主筋、心主脉，故食气先随肝、心而滋筋脉，然后由脉流经；肺朝百脉，故归于肺，然后随肺气输精于皮毛；毛脉之精气相合，而内行于腑，先上行走表，而后下行入腑，如言背为胸之腑、腰为肾之腑之类，不独指六腑而言；腑中精气，随神明而留于心、肝、脾、肾四脏，故言脏藏精气而不泻；心藏神，肝藏魂，脾藏意，肾藏志，魂意志，皆出于神明之运动，故必由神明摄精气，留藏于脏。其流行之气，先归肺脏，权衡平准，敷布内外，然后入两手气口之脉，而成尺寸部位，以决验生死吉凶。水饮入胃，比食气清淡，故不入于经脉，由脾气运化，上归于肺，走三焦水道，下输膀胱而泄。原其始，由胃而分水谷之精气，布于四旁，行于五经，而皆合乎四时气化及五脏阴阳升降流行。

4. 五脏六腑发病的表现

（1）胃病与大肠病的表现

章虚谷在《灵素节注类编·卷五·经解·胃大肠小肠证》论述到，足阳明胃经行于面，故病则面热；手腕鱼际处为手阳明大肠经之络脉，故病则络脉现血色；两足跗上，为胃经之动脉，名为冲阳，若其脉竖陷，按之不应，此为足阳明病。若大肠病，则肠中切痛，肠鸣濯濯有声；若再次感受寒邪，即发为泄泻，当脐而痛，不能长久站立，否则气坠欲泻。其胃病者，亦同候法，因胃与大肠，气本相贯；若胃病腹胀，腹正是大肠所居之处，故现证相同。胃气上连于肺，旁近于肝，故胃脘当心而痛，上支两胁，膈咽不通，食饮不下。因食管与肺喉前后相并，所以肺肝气不调，也会导致胃脘胀闷。

（2）小肠病的表现

章虚谷在《灵素节注类编·卷五·阴阳发病诸证·胃大肠小肠证》论述到，小肠在胃之下、大肠之上，为心之腑，所以病证反现于下；其下通于膀胱，气化关于肝肾，故小腹痛。腰脊牵掣，睾丸疼痛，名为疝病，又名小肠气。因小肠主化物，病则滓浊不化，致大肠传导不利；或者有耳前热，或寒甚，或肩上热甚，及手小指次指间热而脉陷下。以上都是小肠经脉循行所过之处出现的疾病，并不是肝、肾、膀胱等脏腑发生了病变，而是由小肠延及肝、肾、膀胱，当治小肠为主，体现了治病必求于本的思想。

（3）三焦与膀胱病的表现

章虚谷在《灵素节注类编·卷五·阴阳发病诸证·三焦膀胱胆证》论述到，三焦为决渎之官，水道出焉；膀胱内藏津液，依赖三焦的气化功能，才能将膀胱中的水液排出。三焦病而气空，故腹中气满。如表现为小腹尤其坚满，此为膀胱不能泄水，导致小便闭塞；水多漫溢，留于肌肤，则成胀病；候在足太阳之大络，针刺取委阳穴，泄膀胱以通下焦之气，下焦通则三焦俱通。对于水肿病用开泄腠理、发汗之法，也是疏解太阳经脉，以通膀胱之气，所以《黄帝内经》言"三焦膀胱者，腠理毫毛其应"。

小肠为心之腑，而气行于左，膀胱承小肠之气化；肝位于左，且主遗溺癃闭，故与肝也有密切的关系。故膀胱病，则小肠与肝气皆不宣，小腹偏左而痛，以手按之，欲小便而不得，此为气结不开之故。膀胱为肾之腑，由下焦所主，且足太阳膀胱经行于足小趾外廉及胫踝后，故膀胱为病，足小趾外廉及胫踝后皆热，若脉陷，皆膀胱足太阳经现证，故取其经之委中穴以治疗。

（4）胆病的表现

章虚谷在《灵素节注类编·卷五·阴阳发病诸证·三焦膀胱胆证》论述到，少阳的生发之气，由肝胆而升；胆病则气机郁滞，故善太息；胆汁外泄而上溢，故口苦；逆气犯胃，则呕吐发酸；胆附于肝，胆泄则肝虚。《灵素节注类编·卷五·阴阳发病诸证·三焦膀胱胆证》又言："肝实则怒，虚则恐，故心下澹澹，恐人将捕之。"澹澹，是指气怯之状。怒则胆气横逆，恐则胆气怯。气逆于嗌，则水液随涌而数唾。病位在足少阳经之始终，视其经脉之陷下者灸之，以通阳气。其发寒热者，此因少阳经在半表半里，取穴针之，以通表里之气。若用汤药来治疗，可以用张仲景小柴胡汤和解表里。

（5）肺病的表现

章虚谷在《灵素节注类编·卷五·阴阳发病诸证·肺肝脾胃肾心证》论述到，肺合于皮毛，主卫气，故邪在肺则皮肤痛，营卫不和则发寒热；咳嗽气逆，喘而汗出，咳引肩臂，皆属于肺病的表现，故寒热也属于肺感受外邪。若邪在经而发寒热，必有头痛；但肺病发热，则无头痛，这是两者的区别。

（6）肝病的表现

章虚谷在《灵素节注类编·卷五·阴阳发病诸证·肺肝脾胃肾心证》论述到，肝经循行部位在两胁，故邪伤肝，则两胁痛；若寒邪直中于里，脾胃虚弱，阳不输化，则肝逆不得藏血，故恶血瘀积在内；阳明本为多气多血之所，阳虚则寒，肝逆气陷，故血蓄不行，而时脚肿；血不养筋而筋急，故行则肢节牵掣。

（7）脾胃病的表现

章虚谷在《灵素节注类编·卷五·阴阳发病诸证·肺肝脾胃肾心证》论述到，脾胃主肌肉，所以邪气侵犯脾胃，在身体上会表现为肌肉痛。如果阳气有余，热则消谷善饥，所以会表现为多食，但是身体消瘦；如果阴气有余，寒偏盛，所以会出现肠鸣腹痛。因为脾胃统领一身之阴阳，故阴阳偏胜，则出现寒热之证。

（8）肾病的表现

章虚谷在《灵素节注类编·卷五·阴阳发病诸证·肺肝脾胃肾心证》论述到，肾主骨，所以肾受邪，可以表现为骨痛。邪气痹阻于阴分深处则为阴痹，故按之不可得，而腹胀、腰痛、大便难，皆是由于阴气痹结所致。肾为胃之关，开窍于二便，故二便之病，皆关于肾。而大便难者，有阴结、阳结之分；阴结为虚寒，阳结为实热。张仲景辨脉证甚详，此之阴痹，即是阴结。关门痹结，则肠胃浊壅不行，肺气开张，不得下降，经气皆逆，故肩背颈项俱痛。肾在五行当中属水，肾病则水不涵木，虚阳化风而上冒，故时有眩晕之症。

（9）心包络病的表现

章虚谷在《灵素节注类编·卷五·阴阳发病诸证·肺肝脾胃肾心证》论述到，心包络为臣使之官，喜乐出焉，犹如君之近臣，代心用事而出喜乐，为心脏之脉。心主内藏元神，清静而无为，故其脏坚固，邪不能干。心脏不受邪气，凡是邪气干于心，皆由心包络受之。若心脏受伤，则神去而死。心包络受邪，其气有余则笑不休，不足则悲；而心中痛者，是因为心主血脉，血脉郁结所致；脉结气不通，则心火亢逆，而神不能主持，故时有目眩而仆。当视其有余不足而调其输，调心包络之经气。

（五）对营卫经络的解读

在《黄帝内经》当中，关于营卫经络的阐述，主要包含营卫的循环和周流，以及对人体的影响。章虚谷通过对《黄帝内经》的解读，进一步丰富了营卫经络的内容，并将其与自然界相联系，体现了天人合一的思想；同时与临床实践相结合，从临床实际运用的角度，启迪后世学者更深层次地理解原文。

1. 营卫的流行生会

章虚谷在《灵素节注类编·卷三·经解·营卫生会》中论述到，人依赖后天水谷精微之气以充养，人受气于谷，谷入于胃，所化精微之气上输于肺，肺气在上敷布于全身，则五脏六腑皆受谷气之充养。《素问·痹论》曰："营者，水谷之精气也；卫者，水谷之悍气也。"精气清，悍气浊，故清者为营，浊者为卫。营行脉中，卫行脉外；营出于中焦，卫出于下焦；谷气分布，则清升浊降，此为自然之性。故浊者降至下焦，随卫气流行于脉外；清者由中焦受气取汁，变化而为血，随营气流行脉中。因手太阴经脉起于中焦，故营气之周行，始于手太阴经，终于足厥阴经，循环无间。昼夜十二时，流行于身五十周，然后与卫气相会。阴阳十二经，互相贯注，而卫气昼行于阳二十五周，夜行于阴二十五周，营卫均流行于五十周后相会。故云："卫气至阳而起，自阴而出阳，此时为子时；至阴而止，从阳而入阴，此时为亥时；在亥时之末、子时之初之时，营卫之气会合而返浑沌，以归于太极，故曰：'万民皆卧，命曰合阴。'"合阴之意，即阴与阳合而为一。故日中之时，为阳气最盛，此时为重阳；夜半为阴气最盛时，此为重阴。重阴即为太阴，故主内，此时卫气入于内；重阳即为太阳，故主外，此时卫气盛于外。

2. 对营卫经络的发挥

章虚谷在《灵素节注类编·卷三·营卫经络总论》中，对营卫经络进行了深入探讨。营卫经络，合而言之，即是皮肉筋骨浅深之部位，分而言之，卫为阳，位置表浅；营为阴，位置较深。经络中，直者为经如川，横者为络如渠。经脉位置深，在营分；络脉位置浅，在卫分。卫主气，卫气护卫于肌表；营主血，营血运行于脉中，气主煦之，血主濡之。气血由阴阳生化，阴阳根于太极，所以气血必须交互营运，不能完全分开。若血中无气，则血瘀结而不行；若气中无血，则气散漫而不聚。血中之气为经气，气中之血为络血。故气血营运，经络贯通，营卫因之调和。

血在脉中运行，依赖气的温煦和推动作用，才能流行全身。根据脉的深浅不同，分为经脉和络脉。卫行经脉之外，故主气；营行经脉之中，故主血。络脉在卫分，故络血为气中之血；经脉在营分，故经气为血中之气。营卫经络，各有所主，要先清楚气血流行的次序，再辨别病邪所在的浅深部位。阴阳各经交接之处，皆是由络脉连通，气血才能周流于全身。

手足三阴三阳共十二经，营血由经流行，不分昼夜，循环于一身表里，故为营行脉中；卫气漫溢于络脉、肌腠之间，故为卫行脉外；卫气昼行于阳，分二十五度周于身；夜行于阴，分二十五度周于身。平旦之时，从阴出阳，随日而升；黄昏之时，从阳入阴，随日而降；至夜半亥时与子时相交之际，营卫之气血会合，如日月合璧。所以，卫气同日为阳而主气，营同月为阴而主血。因各有所主，流行不同，故分营卫；因脉络之横直浅深不同，故分经络。如是周行一身表里，合而不可混，分而不可离，然后方可审知其病之所在而治之。

3. 病邪传经与五脏发病

章虚谷在《灵素节注类编·卷三·营卫经络总论》中论述到，气血由阴阳化生，阴阳互根于太极，为人身之命蒂，而与天地之气相通，故其升降流行，必顺应天地气候。六淫邪气伤人，各由不同门径而入。风、寒、湿三气，由皮毛腠理侵袭人体，由络流经，由经入腑脏；暑、火、燥三气，由口鼻吸入，随气血外走营卫，内侵腑脏，先从中道，分传表里。故诸病现证，各有不同。内生五邪之病，是由于脏器自伤所致，并非感受外邪。如肝伤则风邪内生，而出现眩晕、惊厥；心伤则火邪内生，而出现心烦、心悸；脾伤则湿邪内生，而出现肿胀、疲乏无力；肾伤则寒邪内生，而出现阳痿、四肢厥逆；肺伤则燥邪内生，而出现失音、干咳等。火湿之邪相合，即同暑邪，是因为暑邪是由火、湿二气合化而成。人生于天地之中，禀天地之全气。故对于相同的致病邪气来说，外感之邪与内伤之邪所致疾病，症状表现各异，内邪先伤本元为虚，外邪由浅入深为实。故《黄帝内经》提出"邪气盛则实，精气夺则虚"，所以治法上也有所不同。

4. 三焦之气的出处

章虚谷在《灵素节注类编·卷三·经解·上焦》论述到，人身表里、脏腑、营卫、经络，皆需要气的转输；而圣人之所以要将其详细区分，就是要明确其生化之源流。三焦本元之气，从先天命蒂所发；后天之谷食，赖先天元阳以消化；先天之元阳，赖后天谷气以滋培。而气之流行，则是先天与后天合而为一。气之清升浊降，为自然之性。上焦之清气积于胸中，名曰"宗气"，其气氤氲敷布，故曰"上焦如雾"。以命蒂中先天之气为祖，胸中后天之气为宗，故其流行，与谷食所化的营卫之气相同，至五十度为一周，而复大会于手太阴经。若其所从来，则营气出于中焦，卫气出于下焦，而先天元阳之气发于命蒂，即肾脏坎象中之一阳，此先天、后天，生化之源流。

章虚谷在《灵素节注类编·卷三·经解·中焦》论述到，肺手太阴之脉，起于中焦，中焦与胃相并，其气出于上焦之后，上焦宗气聚于胸中，中焦之气输于肺而近背，故出上焦之后。因其并于胃中，故所受者为胃之谷气，其功能则泌糟粕、蒸津液，化谷气之精微，上注于肺脉，化而为血。即所谓"中焦受气取汁，变化而赤，是为血"。因中焦酿水谷而成血气，故曰"中焦如沤"。滋养身体，以此为贵，因其为谷气之清者所化，故独得行于经隧之中，命之为营气。此与上焦之宗气，由先后天相合者，各有源流。相火游行于三焦，胃贮谷食如鼎，而下焦元阳如炉，中焦之脾如扇，故脾健阳旺，则水谷易化，气血壮盛。

章虚谷在《灵素节注类编·卷三·经解·下焦》中论述到下焦如渎的

含义，在于下焦能"济泌别汁"，将中焦所产生的糟粕，分清别浊，各走其道，下出于二便。膀胱有下口，而无上口。下焦相火蒸化其水，而渗入膀胱，满则变溺，从下口而出，此之谓"循下焦而渗入膀胱焉"。下焦气化不宣，则二便失调。肾居下焦，先天元阳之气根于中，出行于三焦，名为"相火"，能腐熟水谷，故名"焦"。其上升而行于表者为卫气，行于内而至胸者名宗气。元阳之气本无清浊，因谷气之浊者，随卫气而行，凝而为脂，以成肌肉，故言清者为营，浊者为卫，专指后天谷气之生化敷布。

对于下焦来说，有学者认为下焦内藏相火，其实关于相火的讨论，至今仍存在争议。《素问·天元纪大论》曰："君火以明，相火以位。"历代医家对于相火的解释各有独到的见解，甚至有完全相反的观点，令后世学者难以琢磨。例如：李东垣认为，"相火，元气之贼也，火与元气不两立"。而张景岳认为，相火为元气之本。章虚谷认为，两位医家的学说各有道理，不可偏废，并对此做了解释。章虚谷在《医门棒喝·卷一·六气阴阳论》中论述到，李东垣所言之相火，为忿欲之火，由于君火妄动，相火炽盛，妄动之相火耗伤元气，所以称为元气之贼。此正如《素问·阴阳应象大论》中"壮火食气"的意思。而张景岳的观点，是立足于君火和相火都安于其位，心君安泰，相火奉令，阴阳和平，元气赖以生长，所以说相火为元气之本。正如《素问·阴阳应象大论》所言"少火生气"是也。李东垣所论是变化后的相火，而张景岳所论是正常的相火，两者并不矛盾。

章虚谷在《医门棒喝·卷一·人身阴阳体用论》中论述到，朱丹溪是滋阴派的代表人物，认为"阳常有余，阴常不足"，立论根源于《素问·逆调论》一水不胜二火，以六气有君相二火，而寒水止一气，所以认为"阳常有余，阴常不足"。张景岳持不同观点，倡导阳常不足、阴常有余的观点。其曰："然合而言之，则阴以阳为主，而天地之大德曰生，夫生也者，阳也、奇也、一也、丹也。易有万象，而欲以一字统之者，曰阳而已矣。

生死事大，而欲以一字蔽之者，亦曰阳而已矣。"(《医门棒喝·卷三·论景岳书》)张景岳还举例说明，自然界中有五湖四海，水多火少，应该为阳常不足，并引用《易经》中扶阳抑阴之言，立论以助阳为主。张景岳注重阳气，但对阴阳过分偏重，会差之毫厘，谬之千里。天地之大德曰：生者，得中和之道也。中和者，阴阳两平，不偏不倚。所以《易经》有云：一阴一阳之为道。若是一阴二阳或一阳二阴，皆偏倚一边，失中和而非道。章虚谷认为，六气都是由阴阳所化，不可执枝叶之短长，即谓根本之有余不足。朱丹溪引用《素问·逆调论》中的一水不胜二火，是在论痹证阴阳偏胜之病，而不是论阴阳之理。张景岳引用的《易经》扶阳抑阴之言，本是论治世之道，将阴和阳分别比喻为君子和小人，所以必须扶阳抑阴，使君子道长，小人道消，这样才能世道太平。但是可以用阴阳来比喻小人和君子，但不能用小人和君子比喻阴阳。因为治理国家，必须尽可能地把小人除尽。若是天地间阴阳独阳无阴，则阳亢成灾，万物不生，天地否塞。如果只是遵循朱丹溪阳常有余之说，用药以知母、黄柏为主，或只是遵循张景岳阳常不足之说，用药以肉桂、附子之类，必会导致偏于阴或偏于阳的过失，所以章虚谷认为，应当辨证论治，明阴阳至理，以阴平阳秘为宗。

5. 五脏病与经络的关系

《黄帝内经》所言五脏所生之病，必兼本脏经络的病证；其六腑所生之病，有气血津液筋骨之不同，以为生病之主。手太阴气绝，则皮毛焦。太阴经气温于皮毛，故气不荣，则皮毛焦，津液受损，爪枯毛折。肺主行一身内外之气，而专温润于皮毛，故经气绝，则毛先死。手少阴气绝，则脉不通；脉不通，则血不流；血不流，则髦色不泽。故其面如漆柴者，血先死。因心主血脉，心经气绝，则脉不通而血不流，故血先死。足太阴气绝，则脉不荣肌肉，唇舌为肌肉之本。脉不荣，则肌肉软；肌肉软，则肉痿人中满；人中满，则唇反。唇反者，肉先死。因脾主肌肉，脾经气绝，故肌肉先死。足少阴气绝，则骨枯。少阴者，冬脉也，具有伏行而濡骨髓的作用。骨不濡，则肉不能附着；骨肉不相亲，则肉软却；肉软却，故齿长而垢，发无泽。发无泽者，骨先死。因肾藏精而主骨，肾败精枯，则经气绝，故骨先死。足厥阴气绝，则筋绝。厥阴者，肝脉也。肝者，筋之合。筋聚于阴器，而脉络于舌本。故脉失荣，则筋急，筋急舌卷而囊缩。故唇青、舌卷、囊缩，则筋先死。因肝藏血而主筋，肝血枯，则经气绝，故筋先死。"若五阴气俱绝，则目系转，转则目运；目运者，为志先死；志先死，则远一日半死；六阳气绝，则阴与阳相离，离则腠理发泄，绝汗乃出，旦占夕死，夕占旦死。"（《灵枢·经脉》）

6. 对奇经八脉的见解

奇经八脉，是指任、督、冲、带、阴维、阳维、阴跷、阳跷脉。此八脉为正经之支别，与络脉相类而又不同，故名曰奇经。奇经是指异于常经的意思。在《黄帝内经》和《难经》当中，描述了奇经八脉的循行及主病，章虚谷通过对经典之论的解读，进一步丰富了奇经八脉的理论，增强了其对临床的指导意义。

（1）奇经八脉的循行

章虚谷在《灵素节注类编·卷三·经解·督脉》中论述到，任、冲、督三脉，皆起于胞中，下出于会阴，一源而三歧。督脉从会阴部分出，循行于背部；任脉从会阴分出，循行于腹部；冲脉由气街而行于足少阴。会阴穴在少腹之下，横骨中央。督脉起于会阴，而女子入系庭孔，为阴庭，乃溺孔之端。督脉有支别，自溺孔之端分开，各行其道，循阴器，合篡间，在前后阴之中间；绕行篡后，又别络分行，绕臀内廉，贯脊属肾，与足少阴、太阳之络相合而行；又与足太阳共起于目内眦，由颠顶而行肩膊，抵腰循膂络肾者合行。在男子起于会阴，循茎下至篡，与女子相同。其直行者，自尻上循脊里，上头，由鼻至人中；其自少腹直上者，皆任脉之道，而列为督脉；任脉、冲脉皆起于胞中，上循背里，为经脉之海，则前亦督，而后亦任。任脉循背，谓之督脉；自少腹直上者，谓之任脉，亦谓之督脉，是以背腹分阴阳而言任、督。

男子以阳跷为经，阴跷为络；女子以阴跷为经，阳跷为络。跷脉为少阴、太阳两经之支别，与脏腑正经之脉不同。其中并少阴而行于阴者，名为阴跷脉；并太阳而行于阳者，为阳跷脉。故男主阳，以阳跷为经，阴跷为络；女主阴，故以阴跷为经，阳跷为络，不同于十二经随脏腑分阴阳，而阴阳皆有络脉。

（2）任督冲三脉一体

章虚谷在《灵素节注类编·卷三·经解·督脉》中论述到，任督冲三脉，名称虽不同，但皆属于一体。上冲心而痛，名为冲疝。若冲、任二脉同时为病，则不得前后，即仓公所谓不得前后溲。不孕、癃闭、痔疮、遗溺、嗌干等病，虽然皆由督脉所生，其实也为任冲之病。女子得任脉以养，督脉督领经脉之海，冲脉为血海，此三脉，皆由阴中而上行，故其为病如此。骨上，即为横骨上、毛际中曲骨穴。脐下营，即为脐下一寸阴交穴，两者皆为任脉之穴，但可以治疗督脉之病。虽然分为三脉，其所言论治只说督脉而不谈任冲二脉；所用之穴，亦以任为督，可见三脉一体，督即任、冲之纲领，任、冲即督之别名。此处仅言针石的治疗方法，用药之法也与此同理。

（3）《黄帝内经》《难经》中对奇经八脉的论述及主病

章虚谷在《灵素节注类编·卷三·经解·督脉》对奇经八脉的论述及主病进行了分析。《灵枢·脉度》曰："督脉、任脉，四尺五寸，共合九尺，则是行于身前者名任，行于身背者名督，督为阳脉之纲，任为阴脉之纲也。又阴跷脉气，起于足少阴经照海穴，在内踝下；阳跷脉气，起于足太阳经申脉穴，在外踝下五寸。"《难经》之中，以阳跷为阳经之络，阴跷为阴经之络，本其脉气起处以为经。男子以阳跷为经，阴跷为络；女子以阴跷为经，阳跷为络，是以主治者称经，佐治者称络。男主阳，女主阴，而与《难经》各有取义。故《难经》论十二经之气，灌注八脉，譬之沟渠满溢，霶霈妄行，圣人不能复图，因其气由正经漫溢，不能复归于经，而无循环次序，故名奇经。或解作奇偶之奇，谓其独而无偶，然阳跷、阴跷，阳维、阴维，任脉为阴，督脉为阳，并非独而无偶。由此可见，其解作奇偶之奇，并不确切。《难经·二十八难》曰："阳维起于诸阳会，阴维起于诸阴交。"《难经·二十八难》又曰："阳维维于阳，阴维维于阴，阴阳不能自相维，则怅然失志，溶溶不能自收持，阳维为病苦寒热，阴维为病苦心痛。"综观以上论述，阳维脉的作用是维持卫阳，故其病苦寒热；阴维脉的作用是维持营阴，故其病苦心痛。诸阳会，是诸阳经聚会之穴；诸阴交，是诸阴经相交之穴。因其交会之处，气盛满溢，乃为维脉之气所起。又《难经·二十八难》曰："阳跷脉者，起于跟中，循外踝上行入风池；阴跷脉者，亦起于跟中，循内踝上行至咽喉，交贯冲脉。阴跷为病，阳缓而阴急；阳跷为病，阴缓而阳急。"此言阳跷由外踝上行入风池，更能说明其为足太阳之支别。起于跟中，外踝下五寸，是足太阳经申脉穴。阴跷亦起于跟中，为内踝下足少阴经照海穴。足太阳经，行一身之表，其中有分支通顶入脑，正属目本，名曰眼系。若感受外邪，头痛目痛，可在项中两筋之间进行针刺，以通入于脑。阴跷、阳跷之脉，在此处分别，与太阳经会合于目，而卫气之出入、阴阳之相交，均在此处。故阳气盛则目不能合，阴气盛则目不能开。

章虚谷在《灵素节注类编·卷三·经解·督脉》还论述了带脉曰："带脉为病，腹满，腰溶溶如坐水中。此言腰弛而冷，如坐于水中。"带脉起于季胁，回身一周，如人所束的腰带一般，为脾脏之气所主，脾虚则腹满而带脉弛，故腰冷或下坠。带下之病也归属于带脉，此多由脾虚带脉弛缓，以致津液下泄，故名带下。

中极穴在脐下四寸，中极之下为曲骨穴，是任脉之气所起。关元穴在脐下三寸，上行至面，入目中央，与督脉交接。其为病，男子内结七疝。后贤分列七疝，名目多端，大抵皆由外邪与气血胶结，以伤筋脉，故多涉于肝。因为肝主筋，其女子瘕聚也是如此。

气街为阳明胃经之穴，在少腹毛际两旁各二寸，为冲脉之气所起。《灵枢·逆顺肥瘦》曰："冲脉为脏腑经脉之海，上行至颃颡，渗诸阳，下行至足跟，渗诸阴。"至胸中而散。自气街至胸，其脉如木之干，其上行至头，下行至足，犹如木之枝而分散。故其现病，但见气逆于胸腹里急，而无头足之现病。

（六）辨证论治，首辨虚实

章虚谷对辨证论治极为重视，在《灵素节注类编》当中，凡是提到辨证论治，都要辨别虚实。对于虚实夹杂者，比如素体虚弱又感受外邪，此时需要辨别病邪所在部位的深浅，区分表里，再进行施治。对于七情内伤所致的疾病，章虚谷重视中焦脾胃，这也是他继承了补土派"补肾不如补脾"理论的发挥。总体来说，治病首辨虚实，重调脾胃，是章虚谷重要的学术思想。

1. 外感疾病，辨别深浅

章虚谷在《灵素节注类编·卷五·外感内伤总论》中论述到，临床疾病，病证多端，总体而言，不外乎外感、内伤两大类。对于外感疾病来说，致病邪气有风、寒、暑、湿、燥、火的不同，因发病不同，所以治法上也有所区别。医圣张仲景分为六经证治，以辨阴阳、表里、虚实、寒热，著成《伤寒论》一书。伤寒传入于里，则变为热，需要辨别气的深浅。如果表邪未解，必须先解表，才可治里，如果不明此理，反而会使外邪内陷而成危证。也有初感风寒，直入于阴的情况，此是因为本元不足，当温中助阳，不可误发其表，张仲景在书中已经详细辨明。

气候环境不同，易感疾病不同，治疗方法也各不相同。南方地区没有北方严寒之气，略用辛温之药，即可使表邪外散。若邪气内传，多是由于初患病之时，治疗失当，致使表邪内传而成重病，此是由于辨证不明所致。风邪由阳气所化，为百病之长，善行而数变，可以随寒、热、温、凉之气而变，若时令寒则为风寒，若时令温则为风温。自霜降以后，寒气日渐加重，冬至之时一阳下升，至立春阳气才从地表而出，阴气自上而降者尚盛，故寒邪多；春分以后，阳气逐渐上升，阴气逐渐入地，气温逐渐回升，至巳月而阳尽升地上，则寒气减少。所以，《黄帝内经》言夏至前病名温，夏至后病名暑。温为纯阳之气，若温甚则为火邪。其名暑者，夏至一阴下升，阳气上降，阴阳变迁，是火湿合化之气。故人身之气，也随之而变。夏至前人身内阳外阴，或有寒邪，易于化热；夏至后外阳内阴，《灵素节注类编·卷五·外感内伤总论》曰："而暑由火湿合化，湿为阴邪，故不可轻投寒剂，而暑病古方，有用姜、附、玉桂（玉桂，又名肉桂）者，皆本阴阳至理，而与温热之邪治法不同，后世之人不可不知。"

2. 内伤杂病，辨别虚实

章虚谷在《灵素节注类编·卷五·外感内伤总论》中论述到，对于内伤杂病而言，张仲景《金匮要略》中已明其大纲，辨证当中最重要的是要区别虚、实两端。凡是七情妄动而伤及本元者，为虚；饮食不调而有积滞者，为实。对于虚证来说，需要辨别阴阳、气血。阴阳根于肾元，气血生于脾胃。所以，如果是气血虚弱之人，可以通过调补脾胃进行治疗，尚且容易；如果是伤及阴阳者，则需要培补肾元，此为难治。如果是阴虚之人，而脾胃尚强、大便尚可者，可以用滋润养阴之法；倘若脾胃虚弱，而兼大便泄泻者，此为阳气也伤，为难治。如果是阳虚之人，脾胃虚弱，且大便溏泻，可以用补阳之药进行治疗；如不能受温补之药，则阴亦枯竭，此为难治。若为阴阳两伤之人，脾胃尚且强健，调理适当，犹可带病延年；若阴阳尚且有根，但脾胃先败，终归不起。如《素问·平人气象论》所云："平人之常气禀于胃，胃者平人之常气也。人无胃气曰逆，逆者死。"若由于饮食、劳倦而伤脾胃，轻者尚可调治；久伤不复者，则必致阴阳俱败。此是因为生化之源乏竭的缘故。

对于纯虚、纯实证而言，单用补法或单用泻法就可以治疗，但是纯虚、纯实证相对较少，内伤外感之病，以虚实夹杂者较为多见，且病情变幻多端，难以预知。如果不明阴阳、气血生化之理，脏腑、经络浅深之殊，则不能辨别本元之虚实，病邪之由来，难免会出现误治的情况。所以临证之时，应当四诊合参，准确辨别病性、病位、病势。如《灵素节注类编·卷五·外感内伤总论》曰："如能悟其至理，病变虽多，皆可一以贯之。"

章虚谷在《灵素节注类编·卷五·虚实病证·虚实之要》中，对虚实进行了深入探讨。首先提到《素问·通评虚实论》云："邪气盛则实，精气夺则虚。"进而论述到，此句统言虚实之道，为后世医家治病的准则。《黄帝内经》当中以肺脏为例说明此理，其余各脏皆可以此类推。肺主一身之气，若为气虚之人，其肺必虚。若气逆而不降者，其阳上亢，下则失去阳气的温煦，故足下必寒。肺金旺于秋，若非秋之时而肺虚，尚有生机；若当旺时而反虚，可见其根本已败；若夏令火旺克金之时，则更难调治。又如，秋冬阳气收降之时，而气逆足寒，犹可调治；若春夏阳气升浮之时，而气逆足寒，则有上脱之虞。故曰："非其时则生，当其时则死。"肝心之气旺于春夏而主升，肺肾之气旺于秋冬而主降，脾旺于季夏而主转运，其虚其实，为逆为顺，皆可如此类推。薛生白认为，"邪气盛则实，精气夺则虚"，此二句为治疗疾病的纲领。章虚谷认为，此论看似很好理解，可谓言简意赅；但若准确地辨别，则非常困难。邪气实宜泻，正气虚宜补，凡是邪正相搏而为病，则邪实正虚皆可言。主张用泻法的人，认为邪气盛应当泻，主张用补法的人认为正气不足应当补，各执己见；以经典所言当作借口，随意揣测，酿成大祸。不知理之所在，有必不可移易者，应该首先辨明病情的虚实缓急。若无虚者，此以邪气为急，如果不能迅速去除，留之可能生变；若多虚者，此时以正气为急，如果不能较早地培补正气，则有危及生命的危险；若微虚微实者，也可治其实，祛邪则正自复；若甚虚甚实者，要考虑虚弱的问题，先固守根本，正气强壮以后，则邪可自退。若二虚一实者，兼其实，开其一面；若二实一虚者，兼其虚，防生不测。总之，若为邪实，则不可误用补法，补之必然助邪；若正气尚强，还可以解救，为祸较小；若虚人误用攻法，则大伤元气，不可挽回，为祸则大。此虚实之缓急，不可不察。所以临证之时，首先要察邪气之有无。凡风、寒、暑、湿、燥、火皆为邪气，邪在表在里、在脏在腑，必有所居，求得其本，则直取之；此所谓有，有则邪之实；若无六气之邪，而病出于三阴，则是情欲以伤内，劳倦以伤外，非邪似邪，非实似实；此所谓无，无则病在元气。若不明此义，必致以逆为从，以标作本，绝人长命。

3. 病机虚实，谨守理法

章虚谷在《灵素节注类编·卷五·经解·病机一十九条》中论述到，《黄帝内经》专门论述病机十九条，百病各有所属，名为病机。机的意思，是指发动的原因，即病之因。其机皆同，谓之皆属。但是其中有阴阳、虚实、外感、内伤的差别，必当详细辨别。如肝为风木之脏，风为阳邪，其性动泄，故诸风病之动掉眩冒者，皆属于肝。但是风邪有外感与内伤的区分，外感之风为实邪，内生之风为虚邪，如阴虚风动、血虚生风之类。肾为寒水之脏，寒为阴邪，其性收引凝涩，故诸寒病之收引气血者，皆属于肾。寒邪也有内伤与外感的区别，外感之寒为实邪，可以用发散之法；而阳虚内生之寒，必当用温补之法。其余诸证，皆是如此。诸气膹郁，皆属于肺者，因肺主一身之气，膹代表冲突的意思。脾脏其性喜燥恶湿，故诸湿肿满，皆属于脾。瞀瘛是指神昏抽搐之意，此是由于火甚生风所致，故皆属于火。心主血脉，血中热郁，或因邪气闭塞，而成痛痒疮疡，故皆属于心。肢冷为厥，起于足经郁闭，气不周行，固者二便不利，泄者二便滑泻，故皆属于下。肺热叶焦，发为痿躄，肺病则喘，胃气上逆则呕，故皆属于上。诸禁鼓栗者，切牙发抖，或因外邪，或因气闭，抑遏心火不伸，故如丧神守，皆属于火。痉者，经脉强急，不得屈伸；湿闭气血，不得流通，故皆属于湿。火性炎上，故诸逆冲上，皆属于火，而有虚实之不同；如外感火邪，宜清热泻火；若是内伤之阴虚火旺，则应当滋阴降火。诸腹胀大，由脾气壅滞，湿热不行，故皆属于热；此有阳虚不运，或食积不消等多种原因所致。狂躁是阳动，故皆属于火，其中仍有虚实的差别。诸暴强直，与痉相类。此言属风者，是因为动掣者为风，不动者为湿闭。风有血虚而生者，与外感治法大有差别。诸病有声，鼓之如鼓者，如胸腹鸣响，按之有声之类，病因多端，总由气火不得流通，故皆属于热。肿属湿火，疼酸惊骇属肝火，故皆属于火。诸转反戾，水液混浊者，为湿火内闭，反侧不安，故皆属于热。水液澄澈清冷，则属于寒。诸呕吐酸，此为肝胆火逆，暴注下迫者；火性急速下迫，可见大便暴泻。

以上十九条，只有水液澄澈清冷属于寒，其他皆属于火、热范畴。这是因为外邪虽寒，传里后多随阳气化热，故刘完素认为六气皆从火化，是阴阳变化自然之理。但皆有虚实之分，若不辨虚实，则杀人于反掌间。故当详审病机，而谨守理法，又必须反复推求其有邪无邪、为虚为实，先察其五行生克、六气胜复之道，疏通其气血，使其周流于脏腑、经络，而致条达和平，方能使疾病痊愈、保全性命。刘完素的观点失之偏颇，只论述了实的一面，却没有考虑到虚的一面。章虚谷认为，能够准确地理解《黄帝内经》之理，精细周到地辨别阴阳、虚实、表里、寒热的，仅有张仲景一人而已。故后世学者应当悉心研究张仲景之书。

4. 审因辨证，而后用方

《医门棒喝·卷四·痧胀论》中论述到审因辨证。章虚谷指出，治外邪所致疾病，首先应当明白六气变化之理，而后才能知道发病之源，不要因病名而昧实。凡病必有症状，有发病原因，察其症而后知因，知因而后方可名病。症就好比诉讼需要证据一样，因而不能隐瞒病情。例如，症状表现为发热头痛而恶寒，知其因于外感；无汗脉紧者，名为伤寒病；如恶风有汗，脉缓者，名为中风病；又兼口渴脉数者，名为风温病；或不恶风寒，脉虚而渴者，为暑病之类。所以外感之因，有六气之异，依其所见症状表现以辨别，而后才能确定病名。病名既定，再辨别邪气的浅深及传变，察人体之虚实阴阳，而后制方用药，方可无误。如果确定了病名，但不知道病邪的浅深，素体之虚实，而用通套之药，则无益反害。更何况有症状相同而病因不同的情况，比如同为发热头痛之症，而有内伤外感各异之因。有病因相同而发病不同的情况，如同因受暑，或为热病，或为疟痢之类。如此千变万化，难以枚举，须与各证脉象，互相多合。稍有不明确辨证的地方，就会差之毫厘，谬之千里，岂非易事？如果未经详细辨证，就说某病可以用某方，某方可治某病，称为专科。执死方治疗活病，如果侥幸药方与病证相合，那么病者可以痊愈；如果药方与病证不合，有可能使病情转危，危害甚多。故《医门棒喝·卷四·痧胀论》指出："执死方以治活病，幸而合者偶然，其不合而受害者多矣。"

（七）伤寒温病，不可混淆

张仲景《伤寒杂病论》，可以称之为后世治病的准绳。虽然名为"伤寒杂病"，但其中也夹杂着温病的治法方药。后世医家基于此，对《伤寒杂病论》中散见的数条温病内容多有发挥。但在各抒己见的同时，也存在着争议。章虚谷着眼于此，在《医门棒喝》中立专篇警醒世人：温病伤寒不可混淆。

1. 对《伤寒杂病论》治法的理解

章虚谷通读《伤寒杂病论》，总结张仲景治疗伤寒的法则。即"初病时，邪客于阳经，用麻桂柴葛等汤；客于阴经，用姜附细辛之类"（《医门棒喝·卷二·辨〈贯珠集〉温病伤寒搀混之误》）。寒为阴邪，易伤阳气，所以在表者，用通阳法疏散邪气；在里者，用扶阳法托邪外出，都是用辛温之法。邪气由表而入，必使从表而出。如果失于疏解，邪传入里，或因其人阳气有余，寒邪化热，可以用清凉之法治疗。此由阳经传里，表里寒热不可混淆。但要注意的是，必须表寒之邪已尽，方可直清里热。正如张仲景所强调的，微恶寒者，虽有里证，不可攻下，宜先解表，以恶寒为表邪未尽也。如果邪气传入少阳，而太阳证已罢，可以用小柴胡汤，以人参固阳，防止病邪入里。如果表证未解，里证亦急，必用表里兼治之法，如大柴胡汤之类。从未不顾表邪，而但用寒凉清里。

寒邪既已伤表阳，全赖中阳强盛，才可祛邪外出。如果率用寒凉，更伤中阳，使表邪乘虚内陷，阳证变阴，有可能变成危证。素体元气虚弱之人，卫阳不固，或初感寒邪，即入阴经，这时不可疏散，否则使表更虚。必须用干姜、附子温中扶阳，如四逆汤、理中汤之类，其邪自解。如果是温热阳邪伤人之阴，在初病之时就应该用凉解之法，与伤寒初起治法有着截然相反的区别。故《医门棒喝·卷二·辨〈贯珠集〉温病伤寒搀混之误》曰："温热阳邪伤人之阴，故初病即宜凉解。"

2. 对《伤寒贯珠集》分类法的批判

《医门棒喝·卷二·辨〈贯珠集〉温病伤寒搀混之误》中，探讨了多位医家的观点，章虚谷主要对《伤寒贯珠集》的分类法加以评判。尤在泾所著《伤寒贯珠集》，将张仲景《伤寒杂病论》中的条文，按照正治、权变、斡旋等法重新排序。书中太阳经伤寒正治法内，列有合病六条。前三条，用麻、葛等方，自是伤寒正治之法；第四条，太少合病自下利，用黄芩汤；

第五条，三阳合病，用白虎汤；第六条，三阳合病，有证无方。章虚谷对此分类方法并不赞同，章虚谷认为，张仲景书中原有柴胡桂枝汤、麻桂各半汤、葛根汤等方，正治阳经合病之法，从表解散。不用这些方子，反用黄芩、白虎，岂不担心表邪陷入内而生变证吗？对于这些疑问，注家从未进行剖析。清·张路玉编著《伤寒缵论》，认为这些条文是张仲景论温热病证治，注家不辨，混入伤寒例中。章虚谷认为，伤寒之邪，自表入里，有一分表邪未尽，即有一分恶寒，虽然兼有里证，仍当温散，先解其表。若表已解，而邪入于胃，寒化为热，则不恶寒而反恶热，方用白虎、承气等法，以清其里。是表寒为致病之本，里热为传变之标。如果是由伏气引发的温病，邪自内发，未病时，已郁而成热，一旦触发，势如燎原，所以应该急清其里，里热清后表热自然随之而除。此内热为发病之本，表热为传变之标。即便不是伏气引发的温病，凡是感受温热，终是阳邪，即使是阳虚之人，也应该用凉药清解，与伤寒之邪，标本不同，阴阳迥异，不可混淆。

章虚谷指出，《伤寒贯珠集》编著于张路玉《伤寒缵论》之后，仍然将黄芩汤、白虎汤，列于太阳伤寒正治法内；既然名为伤寒，而在太阳，则未曾化热，岂可以将黄芩汤、白虎汤列为正治法？《伤寒论》经后人编辑，各条次序已非张仲景著时原貌，伤寒、温热搀混莫辨，慈溪柯韵伯也曾说："《伤寒论》经叔和编次，已非仲景之书。仲景之文，遗失者多；叔和之文，附会者亦多，信不诬矣。"所以读张仲景书，必当顾名思义，别具只眼。比如太少合病、三阳合病数条，如果伤寒邪尚在表，理当麻桂柴葛以解之。今既用黄芩、白虎，可知为温热无疑。若不辨正其名，列于伤寒正治法内，后世学者以此为尊，妄用凉药，以治寒邪，恐怕会有误治的危险。

《伤寒论·辨太阳病脉证并治》曰："风温为病，脉阴阳俱浮，自汗出，身重，多眠睡，语言难出。"《伤寒论·辨少阳病脉证并治》曰："三阳合病，脉浮大上关上，但欲眠睡，目合则汗。"《伤寒论·辨阳明病脉证并治》曰："三阳合病，腹满身重，难以转侧，口不仁面垢，谵语遗尿。若自汗出者，白虎汤主之。"脉阴阳俱浮，阴阳指尺寸。若热邪合并三阳，阳盛之极，故脉浮大上关上。其自汗，身重，多眠睡，大略相同。或风火上壅，则语言难出而息鼾。或郁勃于中，则扰乱神明而谵语、腹满、神昏、遗尿。此数条合观，三阳合病，两条皆当次于风温条后，而不是伤寒之合病。因为伤寒太阳之邪未尽，必有恶寒；少阳之邪未尽，必有往来寒热。只有传入阳明后，才不恶寒而反恶热，此时太少之邪已尽。若太少之邪不尽，必用麻桂柴胡，不当用黄芩、白虎。今既称三阳合病，太少合病，而用黄芩、白虎，由此可见，一定不是伤寒之邪。当然也不是伤寒传里变热之证，因为伤寒传里变热，而用黄芩、白虎则必太少邪尽；太少邪尽，则不当称太少合病、三阳合病。且《伤寒论·辨太阳病脉证并治》中云："太阳与阳明合病者，必自下利，葛根汤主之。不下利但呕者，葛根加半夏汤主之。"葛根汤中重用葛根、麻黄、桂枝，表散风寒；佐甘草、芍药、生姜、大枣和中而调营卫，此方为治疗伤寒之合病。太阳与阳明合病，自下利，与上条同。太阳病与上条同，如果是伤寒之邪，理应以前方去葛根，易柴胡，方为合法，但此方并无一味升散之药，反用黄芩、白芍阴凉之品。由此来看，以上三条，既用黄芩、白虎，必非伤寒合病，实为内发之温病。

但是既然为热邪内发，为何称为三阳合病、太少合病呢？虽然有发热、头痛等，可名太阳病；多胁痛、耳聋等，可名少阳病；但无恶寒及往来寒热者，则非伤寒外邪，实是蕴热内发，必用黄芩、白虎，直清其内。所以，张仲景特意在篇首提到："太阳病，发热而渴，不恶寒者，为温病。"发热、头痛，此为太阳病；渴，属内热炽盛；不恶寒，并非是外感风寒。既然有太阳温病，也必有少阳温病、阳明温病、太少合病之温病、三阳合病之温病。由此来看，此数条太少合病、三阳合病，实际是根据首条而来，推而广之，三阴也必有温病。从治法上看，伤寒入里化热，传入三阴，其证治与温病相似。若未能仔细辨别，用药上也不至于有太大偏差。但如果是在阳经，伤寒与温病治法大相径庭，若是辨证错误会使患者有性命之忧。所以章虚谷在此立专篇《医门棒喝·卷二·辨〈贯珠集〉温病伤寒搀混之误》，批判《伤寒贯珠集》分类的错误，以警醒后人莫要将伤寒与温病混为一谈，而致千虑之一失。

3. 温病与伤寒的区别

温病学的发展经历了很长的历史时期，由于历代医家对温病的学术见解不同，且对于温病与伤寒两者之间关系的认识各执己见，在学术上产生过很多争论。清代的部分医家，由于深受尊经崇古思想的影响，对温病理论体系的确立和治疗方法存在偏见，从而导致了寒温两大学派的激烈争论。如与章虚谷同时期的伤寒学派医家陆九芝曾力辟温病学说，并认为："温热之病本隶于《伤寒论》中，而治温病之方并不在《伤寒论》之外者。"而章虚谷在其书中，阐述温病的病因、病位、病机、邪气侵袭的途径等均与伤寒不同，两者概念不容混淆，治疗方法必须严格区分。这是因为伤寒之邪是由表入里，有一分表邪未解，便有一分恶寒。即使兼有里证，仍当用温散之法，先解其表。若表邪已解，但邪气入胃，寒化为热，不恶寒而反恶热，此时当用白虎汤、承气汤等以清其里。对于伤寒来说，表寒为致病之本，里热为传变之标。若为温病，伏气温病，邪自内发，未病时已经郁而成热，一旦触发则势如燎原。故当急清里热，则表热也随之而除。此时内热为发病之本，表热为传变之标。即便不是伏气温病，凡感受温热之邪，终归属于阳邪；即使是阳虚之人，也须用凉药清解，此与伤寒之邪有标本不同，阴阳差异，不可混淆。章虚谷认为，《伤寒论》中所论外感，只有风寒暑湿，对温病的论述也只有伏气温病，而没有论及外感温热。即如张仲景所云："发热而渴，不恶寒者为温病。"因其有内热，故初病即渴；因非外感之邪，故不恶寒，此与外感风温之邪又有所不同。其采用以药测证之法，指出"既用黄芩、白虎，必非伤寒合病，实为内发之温热也"。对于寒温治法的区别，章虚谷在书中数次着重强调"若温热阳邪伤人之阴，故初病即宜凉解"。此论反复强调的意义在于，告诫医者临床上避免误治，防止病情剧变，其医者仁心可见一斑。温病与伤寒，初起的症状表现和治疗方法虽然有明显的区别，但是病邪一旦由表入里，治疗方法又大多相同。因此章虚谷在书中阐明："是以温病初起，治法与伤寒迥异；伤寒传里，变为热邪，则治法与温病大同。"亦即，若伤寒之邪传里化热之后，在治疗上也应采用凉解泄热之法，所以有"伤寒与温病始异而终同"之说。

4. 对《温病条辨》的评价

温病分为温热与湿热两类，章虚谷治疗湿热病，是以薛生白的治法为依据，并对吴鞠通的理论有一定的批判。吴鞠通是在叶天士的学术思想基础上，在《温病条辨》一书中，独创性地提出了温病三焦辨证，并相应制定了一套独特的治疗方法，与卫气营血辨证相辅相成，从而构成了对温病辨证论治比较完整的体系。章虚谷在《医门棒喝·卷二·评〈温病条辨〉》篇中首先肯定了此书，认为吴鞠通"宗叶氏大意，从河间三焦立法，引经正名，分析伤寒温病之异，多有发明"。但对其温病分类及治法又加以批判，直论其不足。章虚谷对叶天士和吴鞠通的评价，可谓是一抑一扬，泾渭分明。

（1）对达原饮治疗瘟疫的肯定

吴鞠通著《温病条辨》，宗叶天士之意，从三焦辨证，分析伤寒、温病之异，多有发明。其提纲云："凡温病者，始于上焦，在手太阴。此即叶氏所云，温邪上受，首先犯肺之意。"但将风温、温热、瘟疫、冬温并为一类，并说初起恶风寒者用桂枝汤，不恶寒而渴者均主以银翘散。将瘟疫改作温疫，仍为古体。吴鞠通认为，吴又可所著《温疫论》并不完善，而达原饮一方，过于削伐甚谬。

　　章虚谷认为，吴鞠通的评价并不允当。虽然吴又可立法有些偏颇，但是章虚谷在《医门棒喝·卷二·评〈温病条辨〉》评达原饮一方，如是说："达原饮一方，犹为恰当，不可非之。"因为风温为轻清之邪，从皮毛口鼻而入。鼻为肺窍，皮毛为肺之合也，所以肺先受伤。人感虚风贼邪，而当温暖之候即成风温之病，四时皆有，温重即为热病，所以温热、冬温等名，皆可以风、温二字概括，不必另分名目，以避免烦琐。春季为风木司令，气候温暖，所以春季为风温病的高发季节，较夏秋冬季为多见。而瘟疫一证，由五运六气主客流行、克贼偏驳所致。正如《素问·六元正纪大论》所记载，辰戌、卯酉、丑未、巳亥等岁，或云民厉温病，或云厉大至，民善暴死等，即后世所谓的瘟疫。古代并无瘟字，温、瘟义同。所谓厉者，壮其气之凶暴、病之危速。或因秽污之气，与时令之邪蕴酿而成。所以方书中记载的温毒之名，也是温厉之意。不管是毒还是厉，总归是来形容邪气的凶险程度。瘟疫一证，病势甚为严重，初起即厚苔满舌，邪伏膜原，盘踞深固，须用达原饮，才能开其浊结，使之传化。吴又可书中有九传之说，详细地记载了其症状表现，与风温大有不同，并非轻药所能治疗。叶天士所云温邪犯肺，是指风温而言，所以肺先受伤。银翘散方中多为轻清开肺、治风温之药，以此来治瘟疫，病重药轻；疫邪结于膜原，却用开肺之法，病深法浅，并不适宜。况且桂枝汤本为治风寒之方，用来治风温已不恰当。瘟疫初起，若见恶寒，多是因为浊邪内结营卫，气壅表阳不宣之故。即使外有微寒，以达原饮开其内结，使营卫气通，内邪外达，则微寒散，恶寒自除。若是用桂枝汤，生姜、桂枝之辛热更助热邪，甘草、芍药、大枣之甘温更加壅滞气机。故《医门棒喝·卷二·评〈温病条辨〉》如此说道："可知桂枝银翘两方，均不可以治瘟疫。"

（2）对斑、疹的区分

吴鞠通在《温病条辨·上焦篇》化斑汤下"方论"之后曰："按吴又可有托里举斑汤，不言疹者，混斑疹为一气也。考温病中发疹者，十之七八，发斑者十之二三。盖斑乃纯赤，或大片，为肌肉之病；疹系红点高起，麻、瘄、痧皆一类，系血络中病也。"章虚谷在《医门棒喝·卷二·评〈温病条辨〉》提到"观此，益见鞠通将瘟疫风温，混而不辨"，并非是不分斑疹。风温以轻清之邪伤肺家轻清之脏，所以初起症状表现为发热、咳嗽、咽疼、胸痛、头胀等，皆轻邪在上。舌无苔，或有微薄黄白苔，说明内无浊结。如果邪郁不解，热入血络而成疹子。疹为手太阴肺经之病，若病不解则逆传心包，变为神昏痉厥之危证。因其邪由肺入，虽传心包，热在血脉，与胃之主肌肉并无关系。所以风温之邪，可以有疹但并不成斑。如果是感受瘟疫秽浊之邪，邪气客于膜原；膜原在肺之下，胃之上，故舌苔厚滞；浊邪壅蔽胃口，胃热郁而成斑，所以斑为足阳明胃经之病。如膜原之邪，由肺外达，其结已开，邪已化，必作汗而泄。所以瘟疫之邪，有斑但是不成疹。吴又可所论瘟疫，因为未见有疹，故不言疹，并非将斑疹相混。如果瘟疫又兼风温，可以斑疹互见。因膜原在里，邪结膜原，须用重药以开里结，表气也随之而通，斑化而疹自消。如果用轻药清肺热以治疹，则里结不开，疹亦难化，并非为适宜的治疗法则。如果仅是感受风温之邪，不兼内浊，非瘟疫证，则发斑者十无一二。所以吴鞠通所言温病发疹十之七八，实为风温，并非瘟疫，并不能与吴又可所言相提并论。章虚谷在《医门棒喝·卷二·评〈温病条辨〉》批判二人说："又可混称一切温病为瘟疫，是指鹿为马；鞠通又将瘟疫作风温而治，是以马为鹿，其失均也。"由此可以看出，章虚谷对疾病分类的界限非常明确，容不得一丝一毫的马虎。

《素问·四气调神大论》云："冬伤于寒，春必病温。"此为伏寒化热，趁春天阳气升发之时发为温病，故名春温。正如张仲景所云："发热而渴，不恶寒者为温病。"因为有内热，所以初病即渴；因并非为外感之邪，所以不恶寒。这与外感风温之邪又不相同。章虚谷认为，吴鞠通对此并未辨析论治，各证源流未清，所以在治法上也不能完全恰到好处。

（3）温疟与瘅疟之辨

《温病条辨·上焦篇》曰："骨节烦疼，时呕，其脉如平，但热不寒，名曰温疟，桂枝白虎汤主之。"此条本为张仲景《金匮要略》之文，吴鞠通在其下自注云："阴气先伤，阳气独发，故但热不寒，令人消烁肌肉。"又次条论瘅疟曰："但热不寒，或微寒多热，舌干口渴，此乃阴气先伤，阳气独发，名曰瘅疟，五汁饮主之。"章虚谷在《医门棒喝·卷二·评〈温病条辨〉》评价说："以上两条，一论温疟、一论瘅疟。乃同云阴气先伤，阳气独发，两证无所区别，互相牵混。"《素问·疟论》云："先伤于风，而后伤于寒，故先热而后寒，名曰温疟；又曰阴气先伤，阳气独发，故但热而不寒，令人消烁肌肉，名曰瘅疟。"温、瘅两疟，病因不同，症状表现各异，有内伤与外感的区别。《金匮要略》论瘅疟与《黄帝内经》相同，论温疟稍有差异，但并没有与瘅疟相混淆。《黄帝内经》所论为病源，《金匮要略》所论为治法，文虽不同，意不相远。吴鞠通将瘅疟经文作温疟注解，两证牵混不分，由此可见，吴鞠通并未详读《素问·疟论》。

综上所述，吴鞠通言"凡病温者，始于上焦，在手太阴，故立银翘散为主方"。吴又可论瘟疫，邪结膜原，故制达原饮为主方。此正如张仲景论伤寒，脉紧无汗，主以麻黄汤；脉缓有汗，主以桂枝汤。感受邪气不同，病邪有深浅，所以方药轻重各异。风温为轻清之邪，伤肺家轻清之脏，故从手太阴始；瘟疫为秽浊之邪，故伤胃口而结于膜原，因胃为水谷之海，浊味之所归。吴鞠通既云从手太阴始，是论风温之证；银翘散皆轻清之药，是治风温之方。《医门棒喝·卷二·评〈温病条辨〉》评价曰："乃将瘟疫并为一类，而议吴又可之非。则不自知牵混之误，反论他人短长，盖亦疏矣。"

（4）"秋伤于湿，冬生咳嗽"的见解

章虚谷在《医门棒喝·卷三·〈素问〉辨疑》里论述到，《温病条辨·下焦篇》有云："秋湿内伏，冬寒外加，脉紧无汗，恶寒身痛，喘咳稀痰，胸满，舌白滑，恶水不欲饮，甚则倚息不得卧，腹中微胀，小青龙汤主之。"吴鞠通自注曰："此条以《内经》有'秋伤于湿，冬生咳嗽'之明文，故略示门径。《经》谓秋伤于湿者，以长夏湿土之气，介在夏秋之间，七月大火西流，月建申。申者，阳气毕伸也。湿无阳气不发，阳伸极，则湿发重。人感此，至冬寒湿相搏而病矣。虽古经脱落《燥论》，喻氏补之诚是，但不应擅改经文，谓'湿'曰'燥'，是不明六气运行之道也。《经》所言，乃秋之前半截，喻氏所指，秋之后半截也。"

章虚谷在《医门棒喝·卷三·〈素问〉辨疑》里继续评论到，吴鞠通此论与医理相悖，后世评论之人因其见解新奇而赞美之，使后学眩惑，不容不辨。对于《内经》中"秋伤于湿，冬生咳嗽"一句，注疏家解释为湿郁成热，热伤肺故而冬生咳嗽，章虚谷认为此注似是而非；而吴鞠通解释为外寒内饮，则相去更远。进而，指出吴鞠通在条文中所提到的"脉紧无汗，恶寒身痛"，是张仲景《伤寒论》之文；喘咳稀痰等，是张仲景叙述小青龙汤证的症状表现；小青龙汤是张仲景为伤寒夹内饮者所设，吴鞠通特欲引证《内经》之文，而叙张仲景之论，加以"秋湿内伏，冬寒外加"二语。张仲景论小青龙汤，只说"伤寒表不解，心下有水气"，并没有明确说明水的形成原因，是因暴伤，还是因为久蓄，皆未可知。且水为有形之饮，湿为无形之邪，二者截然不同。因水蓄于中，肺气逆而不能降，故或喘或咳。因肺不能通调水道，三焦气化不宣，故腹胀、小便不利。如果是湿邪为病，虽然也会有小便不利的症状表现，但还应有身体困重、肌肤发黄、肢节酸疼等，这也是张仲景明确强调的，并未见有咳嗽。由此来看，将饮

当作湿，将张仲景治伤寒夹饮之法，佐证《内经》"秋伤于湿，冬生咳嗽"之文，可谓是张冠李戴。章虚谷认为这是第一点说不通的地方，故《医门棒喝·卷三·〈素问〉辨疑》云："将仲景治伤寒夹饮之法，以证《内经》秋伤于湿，冬生咳嗽之文，可谓张冠李戴矣！此其一也。"

章虚谷进一步分析，秋是燥金所主之令，此时当阴阳进退，气化因而变迁，这都是自然规律，不是有所造作于其间者。月至申时，是阴气渐伸也。现在说阳气全部伸展，岂有阳已退位，其气反伸之理。章虚谷认为这是第二点说不通的地方，故《医门棒喝·卷三·〈素问〉辨疑》云："若谓秋令阳气方伸，则春令阳气当退，何以发生万物，恐无此理，此其二也。"

春风夏暑，秋燥冬寒，为四时之正令。《黄帝内经》举例说明四时之气所伤，以明过时发病之理，怎么能将秋季分为两截论述？若如吴鞠通所说，古经脱落《燥论》，其所指为秋初之湿，那么《黄帝内经》中应该写为"秋初伤湿"，而不应该说"秋伤于湿"。既然"秋伤于湿"是正确的，如果补《燥论》，那又应当说何时伤燥呢？未免自相矛盾。如吴鞠通所言，秋初伤湿，冬生咳嗽；若秋末伤燥，又该何时发病，应发何病呢？章虚谷认为这是第三点说不通的地方，故《医门棒喝·卷三·〈素问〉辨疑》云："再四推敲，实无义理可通，此其三也。"

秋初之时，由于长夏余湿未尽，可能仍会感受湿邪。如果《黄帝内经》是指此而言，但由于岁运有太过不及，客气有迁移无常；或者冬天多温，或者春天多寒，也常有之。为何《黄帝内经》不言冬伤于温，春伤于寒？章虚谷认为这是第四点说不通的地方。故《医门棒喝·卷三·〈素问〉辨疑》曰："《经》何不言冬伤于温，春伤于寒乎！奈何不顾上文，此其四也。"

综上所述，章虚谷在《医门棒喝·卷三·〈素问〉辨疑》中指出，"冬伤于寒，春必温病；春伤于风，夏为飧泄；夏伤于暑，秋为痎疟"，这些均为伤正令之邪，而过时发病；唯有秋季为燥金主令，而独言伤湿。湿土旺于四季，令主长夏，非秋之气，显然此为讹误。历代注家均未能指出，唯独喻嘉言直断"湿"为"燥"字之讹。但又说经文中脱落"伤湿"一节，章虚谷不赞同此观点。他指出风、寒、暑、湿、燥、火，原有六气，若说脱落"伤湿"一节，则火之一气仍无着落。《黄帝内经》言简意赅，举四气以配四时，君相二火正当夏令，火盛湿动则名暑。言夏伤于暑，火湿二气已在其中。历举四时的原因，是要提示后人，应当知晓凡病不独时邪，又有伏气发病之理。假如夏伤于暑，至秋凉风外束，若邪气在筋膜间，病位尚浅，则发为疟疾；若邪气深入于腑，则为肠澼滞下等病，皆可由此类推而知。这正是《黄帝内经》言简意赅、含义深远之所在。

    章虚谷还对"冬生咳嗽"进行了深入分析，认为咳嗽一病不离于肺，导致咳嗽的原因以火燥居多。即使为感受风寒之邪而咳者，也是由于邪气外束内燥而咳。张仲景创立的麻黄汤治疗外感风寒证，方中用杏仁，就是起到润肺燥的作用。湿邪为病虽然症状较多，但是很少有出现咳嗽的。因为湿为阴邪，其性趋下，首先侵犯人体下部；且湿为脾土所主，病在肌肉，若病程较久，可能会导致肿满麻痹，身重酸疼，这些均为脾家之证，与肺无干，更何况是咳嗽？所以湿气既不是肺脏之病，又不是秋令所主，故"秋伤于湿，冬生咳嗽"之句很可能是讹传。如果感受燥邪，没有出现不咳嗽的，因为肺为燥金，秋为燥令，二燥相合，容易耗伤肺液。入冬之后，外寒骤加，水冰地裂，风燥益甚，燥极化火，火必克金，故容易出现咳嗽。所以，章虚谷认为，喻嘉言所论"秋伤于燥，冬生咳嗽"是有道理的，《黄帝内经》之讹误显然。故《医门棒喝·卷三·〈素问〉辨疑》曰："《经》之讹误显然，而喻氏卓知，非同臆见，胡可轻訾哉！"

    《素问·生气通天论》云："秋伤于湿，上逆而咳，发为痿厥。"章虚谷在《医门棒喝·卷三·〈素问〉辨疑》中论述到，此"湿"字也疑为是"燥"字之讹。痿证的成因甚多，其因于燥者属肺，因于湿者属脾。上逆而咳，应是肺病燥邪，不应言伤于湿。从《黄帝内经》前后文来看，之前说"因于湿，首如裹，湿热不攘，大筋软短，小筋弛长，软短为拘，弛长为痿"，此为论湿邪导致痿证的成因。湿邪蒙蔽清阳，头目昏重，如被裹之状；湿淫筋脉，或软短，或弛长，为拘或为痿；湿属于脾，与肺无关，故不咳。《素问·痿论》曰："五脏因肺热叶焦，发为痿躄。"此为论燥邪导致痿证的成因。肺热而至叶焦，其燥至极，必出现咳嗽。《黄帝内经》在此篇没有提到咳，是为省文，以此篇专论痿。刘完素曾说有声无痰名咳，可见咳是燥气所致。由此来看，《素问·生气通天论》中"上逆而咳，发为痿厥"，与此条"肺热叶焦，发为痿躄"，同为肺脏之燥病。若为伤湿，应如前所云，为筋病之痿，无咳逆之证。故《医门棒喝·卷三·〈素问〉辨疑》云："况秋为燥令，其'湿'字之讹，更可见也，兹附及以质高明何如。"

　　章虚谷在《医门棒喝·卷三·〈素问〉辨疑》中，还对薛生白予以评价，认为薛生白节选张景岳《类经》为《医经原旨》，颇有正误之处。薛生白认为，《灵》《素》之文似秦汉人所作。其中有"以酒为浆"之语，而仪狄造酒在大禹时代，可知非轩岐之书。章虚谷认为，此说虽为高见，但读书应当信其理，不可泥其文。上古结绳而治，刻竹为书，流传典诰，义奥字奇，经后人翻译、编辑而润色，或评注赞翼，搀混于中，多不类之处，不能仅凭此判断非轩岐之书。观其论阴阳五行生化之道，八风六气疾病之变，脏腑经脉腧穴之详，针砭药饵治疗之法，以及天时地理、风土人情，莫不详尽而明其理。理为本，文为末，不可泥其末而昧其本。故《医门棒喝·卷三·〈素问〉辨疑》曰："安可泥其末而昧其本哉！知道者，或不以余言为河汉乎。"

5. 温病有外感温病与伏邪温病之分

　　古代有很多医家，曾对温病的发病原因提出了自己的见解。中医四大经典中的《黄帝内经》和《伤寒论》，也都对温病的病因做了一定的说明。

后世医家，如巢元方、刘完素等又对温病的发病原因进行了论述。直至明代吴又可"戾气"学说的提出，扩大了温病病因学。叶天士在《温热论》中明确提出温病的病因是温邪，但由于世人深受陈平伯"外感不外六淫，民病当分四气"学说的影响，传统上始终将"六淫"作为温病的主要病因。此种学说即是说明温病是因外感温热性质的六淫之邪所致，这种观点对于阐发四时外感温病具有重要的意义。

章虚谷对于外感六淫作为温病的病因这一学说，有自己独到的见解。如古代医家对于外感六淫之暑邪的概念一直存在分歧，具有代表性的是认为暑热夹湿与暑中本有湿邪两种不同的学术观点。章虚谷在《医门棒喝·卷二·温暑提纲》中提出，湿与热相搏而为暑，因长夏之时为湿土主令，湿土与相火合气故而为暑。除此之外，章虚谷还认为，外感风邪有风从寒化、热化两种途径，寒温同是外感，风因寒使人成伤寒，风因热使人成温病，此与季节密切相关。如果是在冬天受邪，则为伤寒病；如果是在春夏之时受邪，则为风温病。这是因为邪气随季节、时令、阴阳而发生变化。

（1）伏邪的发病机制

《素问·阴阳应象大论》云："冬伤于寒，春必温病""冬不藏精，春必病温。"此因伏气之邪，发为春温病。王叔和撰《伤寒例》曰："冬伤寒邪，藏于肌肤，至春发为温病，至夏变为热病，热病重于温也。"所以平素体力劳动过多之人，春夏多容易患温热病，这是由于冬天伤于寒邪所致。吴又可在《温疫论》中写道："世所称温病，即属瘟疫。古无瘟字，后世以'温'去氵加广为'瘟'，不可以字异而谓别有温病也。温者融和之气，长育万物，岂能为病？且言冬伤寒邪，藏于肌肤。人身气血流行，稍有窒碍，即为不安，岂有邪藏肌肤，全然不觉，至春至夏，始得发病耶？"

章虚谷对吴又可之说并不赞同。如《医门棒喝·卷二·温暑提纲》指出，吴又可之论似乎近理，而实不明六气阴阳变化之道，批判《黄帝内经》经文，谬指温病为瘟疫，着实并未细心研究。《素问·阴阳应象大论》云："冬伤于寒，春必病温；春伤于风，夏生飧泄；夏伤于暑，秋必痎疟；秋伤于燥，冬生咳嗽。"这是统论四时皆有伏气之邪发病。若说"冬伤于寒，春必病温"是错误的，那么，春伤风，夏飧泄，夏伤暑，秋痎疟等都是错误的吗？每逢秋冬季节，伏暑邪发，患疟痢等病的人比比皆是，怎么能否定《黄帝内经》所言的正确性？又如，《素问·疟论》曰："温疟者，得之冬中于风，寒气藏于骨髓之中。"至夏受暑邪，发为温疟。《灵枢·岁露》曾论述道：冬至中虚风贼邪，入客于骨而不发。至立春阳气发，腠理开，又中虚风，民多病暴死。由此可见，《黄帝内经》中论伏邪的篇章甚多。又如，人之痘毒，未发时毫无影响，一旦触发，势多凶暴，往往殒命。可见人身脏腑经络，虽气血周流，当其邪伏，全然不觉，其理有难究诘者，因此不可仅凭区区浅见妄论《黄帝内经》之奥旨。章虚谷还在《医门棒喝·卷二·温暑提纲》中形象地比喻说："譬犹匪类匿人间，暂不为恶，莫知其为匪也。然其狼子野心，终至扰害闾阎，必俟歼除净尽，而后良民始安耳中。"

对于伏邪的发病机制，章虚谷在《医门棒喝·卷二·温病提纲》中提出了自己的见解。他认为人身就好像一个小天地，能够与天地气脉相通。天地之气有偏才能使人生病，适值人身之气偏旺，可能受到邪气的侵袭但并没有察觉，等到气候转变，人体体质虚弱之时，才会发病，这时就是所谓的伏邪为病。比如说冬季天气寒冷，是阴气偏胜，正逢人身体阳气旺，自然能容受阴气。等到春天，天气转暖，天地阳狂，则人身之阳更旺，所受阴气从之而化，发为温病。如果是感邪较重的人，虽然人身阳旺，但与时气不两立，可能会立即发病，迅速化热，这是自身阳旺的原因。推而广之，四时之气，或立即发病，或过时而发病，皆是这个道理。所以，有的人在春夏季节多病，至秋冬季节则身体安康，或者有秋冬季节多病，至春夏季节则身体轻快的人，皆是因为其人本身之气有偏，遇天地之气衰旺，则有发病或不发病的不同，也是因为天地人身气脉相通之故，此三才一贯之理。

伏邪温病与新感温病，是温病发病类型中两个重要的概念。长期以来，由"伏邪"这一概念而引起的争论很多。如吴又可曾对传统的"伏寒化温"一说提出质疑。其认为若寒毒藏于肌肤之间，至春夏之时触动积热而发为春温，这是不可能的。章虚谷针对此说，在《医门棒喝·卷二·方制要妙论》指出，在冬季之时，为藏精之候，邪气从经脉入于络脉，气血在经脉中流传；若邪气伏于络脉，则人不会察觉，这就是所谓的邪藏于肌肤。章虚谷坚持认为，温病有外感温病与伏邪温病之分，而且其对于伏邪颇为重视，反对感邪即发病而无伏邪的说法；并且强调人身体上的经穴渊深隐微，外邪侵入体内，日积月累而成伏邪，其伏藏于人体，过时而发。对于伏邪所藏的部位，章虚谷认为，应藏于肌肤与少阴，并举例论证。如《医门棒喝·卷四·附寒热各病治案》中提到"余方悟冬伤寒之邪，藏于肌肤之言为确，而辛苦之人尤多"，进而阐明"此因贫苦之人，为食衣单，冬受寒冷，邪伏少阴，至春阳旺，邪郁化热，劫烁肾阴"。伏邪温病一般病情较重，病程较长，若伏邪不能外达，或透邪不尽，则易使病情反复，变证迭起，病程迁延不愈，此为难治。

（2）对伏暑的论述

暑邪是夏天独有的致病邪气，火、湿二气，合而为暑。所以，暑为阳中之阴，其证有阴有阳。对于阴阳的区分，有人说中暑为阴证，伤暑为阳证；还有人说静止的时候发病为中暑，运动的时候发病为伤暑，众说纷纭，使人眩惑难解。章虚谷基于此，对暑邪做了具体的论述，为后人答疑解惑。

章虚谷在《医门棒喝·卷一·附论伏暑》中论述到，夏季之时，暑邪从口鼻而入，蓄于膜原；到了秋天，凉风外束，膜原介于半表半里，邪气入与阴争就会发冷，冷是由于阳气为邪郁遏所致；邪出与阳争就会发热，热是因为阳气得以伸展，最终汗出热退。《素问·阴阳应象大论》曰："夏伤于暑，秋必痎疟。"这是由于暑邪在体内蓄积较久所致。临床也可见不发疟，而出现身热头痛，口渴脉数，似伤寒而又不是伤寒的症状，这是伏暑病。暑邪由火邪和湿邪二气相合而成，火邪为阳性，具有燔灼、炎上、耗气伤津、生风动血的特性，动而不能伏，但因为湿邪重浊黏滞，二者相合，互相胶结，所以能蓄于膜原，蕴而不发。如果湿气重且兼有食积，可能会痢疾或疟痢兼作，这时就病情危重了。

伏暑的发病，与地域有着密切的关系。章虚谷所处的年代，大江以南，气候多温，尤其是岭南地区最为明显。所以在秋末冬初之时，伏暑病较为多见。伤寒病也多发于冬季，应与伏暑病仔细区别，避免误治。伏暑发于冬季，必兼恶寒之症，弦强之脉，口渴，舌有苔垢，这是因为邪气在膜原的缘故。此时必须先解表邪，使内邪透达，然后才能清之。如果见到内热过盛，而投寒凉之药，则阳气不振，内邪不能透达，外邪反从内侵，引起多种变证，甚难救治。暑湿具有胶着黏腻的特性，所以治疗上要开其湿滞，使火透达。如果过用寒凉之药，则火伏湿闭，阳病变阴，必致危殆。遇到这种情况，章虚谷在《医门棒喝·卷一·附论伏暑》中论述到，应选用干姜、附子、草果、苍术、厚朴之类的药物；若中气不足，加人参升阳开浊，振奋正气，透发热邪；再用白虎汤等清热养阴。

（八）温病源流，辨别分治

六淫伤人，为病各异，必须辨别是哪一种邪气伤人，治之才无错误。如寒为阴邪，伤人之阳；热为阳邪，伤人之阴。二者冰炭，尤当辨别。温病初起，治法与伤寒大相径庭，伤寒传里，变为热邪，治法与温病相似。章虚谷对温病源流研究颇深，在《医门棒喝·卷二·温暑提纲》中，将其分为五类加以论述，分别为春温、风温、暑温、湿温、瘟疫。

1. 春温

"冬伤于寒，春必温病。"冬季为太阳寒水司令，故伤于风寒者，多从太阳经开始。《医门棒喝·卷二·温暑提纲》曰："太阳主一身之表，与肺同为皮毛之合。邪由皮毛而入，故身热头痛，太阳经证也。鼻鸣干呕，或喘者，是因肺气被遏。"人体质有强弱，受邪有重轻。凡邪重而体强者，则伤太阳经，为麻黄桂枝汤证。太阳经与少阴经互为表里，经脉相连，体弱者，邪从太阳直入少阴，为四逆白通汤证。如果是体弱而邪轻者，因外卫不固，邪气也直入阴经。少阴病的特征，张仲景描述为"少阴之为病，脉微细，但欲寐也"。如果感受邪气较轻，仅见脉微细，欲寐，而无吐利、厥逆等重证，内气既和，饮食如常，不但伤邪者没有察觉，即便邀请医生诊治，审视无其他不适，仅凭脉弱、欲寐，必定认作疲倦，助其元气而已。冬令主闭藏，邪气从经入络，经直络横，气血流转于经，邪伏于络，就不会有所察觉，此正如《黄帝内经》所言邪藏肌肤。风为阳邪，性动而疏泄，如桂枝汤证，以风重于寒，脉缓而有汗，这就是风邪疏泄的表现。寒为阴邪，性静而凝敛，如麻黄汤证，以寒重于风，脉紧而无汗，这是寒性收引凝涩的表现。若仅伤于寒，未伤于风，以冬令之收藏，受阴邪之凝敛，则伏而不显，待到春天阳气鼓动升发而后发病，如冰之凝非阳不化。由此推论，不仅是体质虚弱、感受病邪轻者，还有生活贫苦、劳力之人，衣服单薄，不耐寒冷，日积月累，其脏气固密，邪不能干，则伏于脉络，至其发病，热势倍重。因邪气与元气并非同类，伏于少阴，与肾阳郁蒸寒化为热。到了春天，少阳气升，热邪随之而发，所以春必病温。邪气蓄积愈久，热发愈重，理势必然。王叔和云："辛苦之人，春夏多温热病者，因冬伤寒邪所致。"可见其所言不无道理。冬不藏精之人，本体阴伤，至春阳旺，阴不胜阳，必致温病，与内伤相类似；如果兼有伏邪，病势更重。故《医门棒

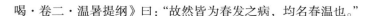

喝·卷二·温暑提纲》曰："故然皆为春发之病，均名春温也。"

　　章虚谷在《医门棒喝·卷二·证治大法·春温》中论述，由于春温的产生是寒邪久伏化热，热由内发所致，所以在发病初期表现为发热而渴，因为此非外感，故不恶寒，或者兼有头痛、咽痛的表现，此为内火上冲，其脉必数。对于春温的治疗方法，宜清内热为主，如黄芩、知母之类，佐甘草和中，生姜、大枣调和营卫，化津液而致汗，使热从汗泄；但是必须加柴胡、葛根为使药。邪伏于少阴，乘少阳上升之气而发，在体内郁勃时间过久，骤难宣达。其火内溃，或作暴泻；外灼，则肢体酸疼；上炎，则头痛咽痛。因少阳经为表里之机枢，内邪可以通过此通路得以外出，所以加柴胡，透达少阳之气，因势利导，将邪气透出体外。正如《素问·六元正纪大论》"火郁则发之，木郁则达之"之意。春季为风木司令，往往乍寒乍暖，木气多郁而不伸，所以柴胡可以作为春季时令之要药。再加葛根，入阳明而止渴解肌，肌解而营卫调，津液化，则汗泄而热去。如果不明此理，见到热盛，就过投寒凉之药，郁遏邪气欲出之势，会使热反甚而病难痊愈。对于兼夹证的治疗，可以对症用药。如兼咽疼，宜加玄参、桔梗；兼泄泻，宜加白芍，去知母，因为知母性寒凉，恐加重泄泻；或热盛渴甚，可加石膏；舌苔黄厚，为内有实滞，而便秘者，可加大黄。这些皆为治实证之法。

　　如果是冬不藏精，本体阴伤，导致的春发温病，多见尺脉空虚，面多油光。由于阴已伤，水不涵木，容易导致肝风内动，此时不可用柴胡升提其阳，恐会导致痉厥之变。如初起热郁不宣，宜用羚羊角、荆芥、郁金、桑叶、贝母、连翘等，轻清透络之法，以宣泄之。营卫流通，虚多邪少，当以滋阴为主，如复脉汤加减；便秘加玄参、知母；夹食稍佐消导，如枳实、山楂之类；胃弱而渴者，宜麦门冬汤。总体治疗法则，以甘凉滋润、养阴退热为主，不可用苦寒而伤正气，此大法也。章虚谷在《医门棒喝·卷二·证治大法·春温》中，最后强调"虚实补泻，当细审详辨，随证权宜方为尽善"。

2. 风温

章虚谷在《医门棒喝·卷二·温暑提纲》中论述到，风温发病之时，冬至一阳来复，阳进阴退，立春以后，阳气渐旺，由温而热。吴又可言温和之气，原不病人。章虚谷认为，吴又可不思《灵枢》所言"虚风贼邪，四时皆有"，指出人在温暖之候感受虚风，即成温病，所以方书称为风温。《素问·风论》曰："风者百病之长也，善行而数变。"所以，风邪致病，容易变生为他病。六淫邪气伤人，常常二三气相夹杂而成；多因于邪风风气鼓荡，众气随之而伤人。所以风邪为诸邪领袖，称为百病之长。风为阴阳之气所化，温和之阳风生物，杀厉之阴风伐物，时令方位之风生物，非其时令方位之风，虽非杀厉，亦为虚邪贼风，伤人致病，所以四时皆有邪风。春令温暖，又为风木主令，所以风温之病较夏秋冬季为多。

章虚谷在《医门棒喝·卷二·证治大法·风温》中还论述到，患风温病者四时皆有，而以春季较为多见，以温暖之候，感受虚风贼邪，遂成风温。风温病先伤上焦卫分，肺主卫，为皮毛之合；风为阳邪，能疏泄腠理；故初起发热而恶风寒，随即恶热而不恶寒，与伤寒病恶寒之甚不同。风温病可以表现为自汗、头痛、头胀、胸闷、咳嗽、咽痛等，但脉象必浮弦而数，或两寸浮大，均是阳邪在表在上之证。因其热在表而未入里，故不渴。以其为轻清之邪，先伤肺家轻清之脏。内无浊邪，故舌苔不厚，或微有淡色黄白薄苔。治法上应先解卫分之邪，宜薄荷、荆芥、紫苏、杏仁、贝母、葱、豉之类。若为初春感受风温之邪，此时木气未伸，也可稍加柴胡为使。若为夏季宜佐清凉之品以救肺，秋冬稍佐温散，总之以先理肺气为主，否则脉郁入营，容易造成危重的变证，或成疹子，或变昏痉。章虚谷对叶天士颇为推崇，如《医门棒喝·卷二·证治大法·风温》曰："吴门叶天士先生，有论治风温二十则，辨析营卫传变之理，用法浅深之道，最为精详，宜究心而熟玩之，此不多赘。"

3. 暑温

章虚谷在《医门棒喝·卷二·温暑提纲》中论述到，《素问·热论》"凡病伤寒而成温者，先夏至日为病温，后夏至日者为病暑，暑当与汗皆出，勿止"。此虽同论伏气之病，但自夏至以后，阳气渐退，长夏湿土司令，湿土与相火合气，名为暑。暑者，阳盛于外，阴长于内。若人本有伏气之邪，蓄热已深，而发病于暑湿之令。热自内出，蒸汗外流，清其内热则汗自止。若止其汗，热反不泄，故不可止，内热亦随汗解。若无伏气，仅是感受暑令热邪，疾病变化与体质相关。体质多火者，热从火炽，湿随汗去，是暑而偏于火盛，皆名暑温。若兼有伏气，病必倍重，章虚谷曾见有发病一二日，即昏狂、大渴、吐血衄血者。若仅感时令之热，而非蓄邪深重，何至如此迅暴？正如王叔和所云："冬伤寒邪，至夏变为热病，热病重于温者是也。"

章虚谷在《医门棒喝·卷二·证治大法·暑温》中论述到，古人将暑分为阴暑和阳暑。夏至以后，相火与湿土二气交会，合而为暑；如果正值时令热盛，或人素体阳气旺盛，容易形成阳暑之证，这是暑偏于火化；如果正值时令湿盛，或人素体阳虚，容易形成阴暑之证，这是暑偏于湿化，与伤寒阴证并不相同。其指出过去有些医生经常用干姜、肉桂、附子之类治疗阴暑，比如冷香饮、大顺散等；或者按照伤寒阴证的治疗法则来论治，这是完全错误的。因为六气之中，寒为阴邪，湿也为阴邪，虽然同属于阴邪，但二者为病并不相同，所以治法上也有差异，不能混淆。如果偏于火名为暑温，火邪先伤肺金，肺主气，气伤则脉虚无力；肺主皮毛，故腠理开而自汗；火邪易伤津液，津液耗伤则口渴，喜凉饮，宜白虎汤为主；小便不利者，佐六一散，或益元散。以辛凉甘缓之法，清热救肺；若是气伤而喘，必加人参，或竹叶石膏汤；若饮水过多，水饮停蓄，导致腹满者，宜用桂苓甘露饮；如汗多脉弱，宜生脉散；日久气伤，宜李东垣清暑益气汤，此为治疗大法。若是内有伏热，"冬伤寒邪，至夏变为热病，辛苦力食之人多有之。"如上提纲中所论者，又感暑热，新久之邪并发，其势暴厉，发病一二日即昏狂、大渴，或发斑疹，或吐血衄血，必须用大剂寒凉方药，如白虎汤、三黄汤、凉膈散、犀角地黄汤、三承气汤等，辨证施治。如果仅是感受时令暑热，内无伏邪，不至于发病如此迅猛。章虚谷认为这与体质相关。《医门棒喝·卷二·证治大法·暑温》云："故辛苦之人则有之，膏粱中鲜矣，不可不知此理也。"

4. 湿温

章虚谷在《医门棒喝·卷二·温暑提纲》中论述到，湿温是由于夏季感受暑湿，及四时温病，体质阳虚多湿者，热为湿遏，不能宣达；湿因热蒸，蕴酿胶黏，故最为缠绵难愈；或胸腹满闷，或体重酸疼，或为疟疾，或为泻痢，或为黄疸，或为痹肿，变证多端，皆湿热为病，故名湿温。

章虚谷在《医门棒喝·卷二·证治大法·湿温》中论述到，湿温病虽然四时皆有，但以夏秋季为多见；湿邪与热邪二气胶黏，缠绵难愈；受邪部位不同，症状表现各异；如从下受，则足肿体重；上受，则头昏闷；胸满腹膨，乍寒乍热，不思饮食，渴不欲饮，大便溏泄，频而不爽，小便黄赤，短而不利，或变黄疸，或成疟痢，皆是由于湿热二气合病。由于清阳不振，阴邪窃踞，所以宜苦温芳香，以宣三焦气化，使小便通利为法，如藿香正气散、五苓散、六和汤、消暑丸等方，随证选用。张仲景言湿家忌发汗，是指湿热在里而言。因湿邪为胶黏之邪，发汗会更伤津液和元气，邪不随汗而解，反容易变生坏证。既然为胶黏之邪，所以寒滞之药也不宜选用。如果症见腹满，妄用大黄攻泻，则更伤肾元，败脾阳，胀必愈甚，而致危殆，故又不可攻下。若湿邪较盛，热邪较轻，可以用辛热之药如干姜、附子等，振奋阳气，并且佐制茯苓、猪苓、滑石等，以泄其湿。兼有表分者可加防己、赤小豆、木通之类，此为治疗大法。对于湿温的治疗，章虚谷首推吴门薛生白。如《医门棒喝·卷二·证治大法·湿温》云："吴门薛生白先生，有《湿热条辨》三十五则，论治甚详，宜参究之。"

　　章虚谷认为，阳暑为火，阴暑为湿；无汗身热为邪闭，有汗热渴为津泄。诊病之时需要辨清表里虚实，对于是驱邪还是扶正要明确把握。如《医门棒喝·卷二·证治大法·湿温》云："表里虚实，辨别宜清。驱邪养正，不可混施。"章虚谷批判世俗以香薷饮为治暑通套之方，病家不知其害，医者以为成法，可免褒贬，而不知香薷辛淡而热，为暑门发汗之品，犹如伤寒之麻黄，不辨有汗无汗，表里虚实，而混用之，不利于病情的恢复。黄连泻心火，厚朴温中开胃，原为治湿热之药，不可治暑温火盛伤气之证。因其苦燥伤阴，会导致热不退反而化燥病，临证之时需要仔细辨别。

5. 瘟疫

　　章虚谷在《医门棒喝·卷二·温暑提纲》论述到，瘟疫与以上四证不同，是由五运六气，主客流行，互相克制，或兼秽污之气，蕴酿而成。所以，瘟疫病邪较风温等为重。《素问·六元正纪大论》云："辰戌之纪……初之气，地气迁，气乃大温，草乃早荣，民乃厉，温病乃作……卯酉之岁……二之气，阳乃布，民乃舒，物乃生荣，厉大至，民善暴死……丑未之岁……二之气，大火正，物承化，民乃和，其病温厉大行，远近咸若，湿蒸相薄，雨乃时降……巳亥之岁……终之气……流水不冰，地气大发，草乃生，人乃舒，其病温厉。"这是《黄帝内经》时代对瘟疫流行的几次记载。

　　古无"瘟"字，"温""瘟"义同。《黄帝内经》中所言之"厉"，是用以描述瘟疫之气的暴厉，与寻常有别，即后世所称"瘟疫"。瘟疫病发，往往一方相类，如《黄帝内经》所言"远近咸若"。由此可知，瘟疫并非吴又可所创，《黄帝内经》中早已有所描述，仍不出六气错杂所致。瘟疫与温病的不同之处，在于"厉"之一字，不可以说温病即是瘟疫。吴又可又言风、寒、暑、湿等为天地之常气，瘟疫是天地间另一种厉气，与六气并无关系。章虚谷在《医门棒喝·卷二·温暑提纲》批判说："岂天地间六气以外，更有他气；轩岐不知，而又可独知之乎！"由此可见，不明六气变化之理，不辨伏气发病，将春温、风温等概指为瘟疫，有悖经旨，而误后学，其害多矣。另外，吴又可方书中又有瘟毒之名，也是《黄帝内经》所言温厉之意，曰厉曰毒，不过状其邪之凶暴，即瘟疫一类。章虚谷认为，不必另立名目，以省繁惑。

六气之中，唯有燥金之气由风热风寒所化，或其人阴虚多火，易成热燥。如《素问·阴阳应象大论》所谓"秋伤于燥，冬生咳嗽"，肺热叶焦，发为痿躄之类，当宜清润养阴。若体质多寒，而成寒燥，则宜温润，如麻黄汤中用杏仁，以润肺燥。如《医门棒喝·卷二·温暑提纲》云："除正伤寒遵仲景成法外，其四时杂感，或不出如上所叙五证。"而五证所化之病，如疟、痢、疸、痹、痧、胀之类，举不胜举。既知病邪从何而来，辨六气变化之理，气血虚实之殊，则权衡论治，自不至于混淆谬误。

章虚谷在《医门棒喝·卷二·证治大法·瘟疫》中还论述到，瘟疫是由六气错杂，秽恶酿成，邪气深重，并非轻药能够治疗。但人之体质有虚实之不同，不可见其邪气深重就滥用攻法。吴又可对瘟疫论证颇详，但是在治法上偏于峻猛，有些地方辨证不够准确，将暑湿、风温等误当作瘟疫而治，病轻药重。

康熙年间，上元戴天章推广吴又可之论，著《广瘟疫论》，其辨证要法有五，章虚谷认为最值得学者记取。其在《医门棒喝·卷二·证治大法·瘟疫》强调："一曰气，瘟疫病气，臭秽如尸气，与众病气不同；二曰色，其面色垢滞而晦；三曰舌，其苔厚浊满舌，初起白如积粉，旋变酱色，或黄或黑；四曰神，其心神愦愦，似梦似醒，躁扰不安，问其所苦，不能清楚以告；五曰脉，初起脉多沉数，至数模糊不清，或弱或伏。"以上症状，皆是由于秽浊之邪壅蔽膜原，神气昏蒙所导致。有上述五证者，才可定义为瘟疫。初用达原饮，开泄膜原，使邪传化，传化之后脉象即不模糊沉伏。倘若上述五证之中，仅见二三证，可能为暑湿、风温等证，不可当作瘟疫而用重药。凡治疫病，必须在方中加入芳香逐秽之品，也必须判断清楚病性的虚实，不能如吴又可所言，必用大黄，方能祛邪。一定要将风温、暑湿等病证辨明，避免犯病轻药重的错误。

（九）对疫病的见解

1. 对张景岳论瘟疫的评价

章虚谷在《医门棒喝·卷三·论景岳书》中评价张景岳，称其学识渊博，平生著作数十万言。如《传忠录》中发明颇多，对医学发展做出了很大的贡献。但是，章虚谷在《医门棒喝·卷三·论景岳书》中指出，张景岳在其著作中，率凭臆见，逞笔武断，对一些医理的解读差之毫厘，谬之千里；虽然怀有济世之心，不免"功过相半"。其中，《医易》《大宝论》等篇，皆似是而非之说，全书之病实源于此。因至理未明，不识阴阳六气变化，故论外邪证治，不切于理，偏涉于补；不明人生禀赋源流，故论先天后天皆错；而内伤证治偏执扶阳，虽有发明之处，不过《黄帝内经》一节之旨，而其中悖离《黄帝内经》之意者实多。所以，章虚谷认为张景岳"功过相半"。章虚谷还提到，后学之人读张景岳之书，每多叹服于张景岳滔滔不绝，并奉为至宝。如张景岳论虚损，其中有似损非损之辨，戒勿误补。今人读张景岳之书，不分内伤外感，皆认为补正即可祛邪，遗人殃祸，又为张景岳之罪人。章虚谷见流弊日深，莫可底止，略举数例，告诫读者：学习张景岳之书，要取其长，避其短，才能彰显张景岳之学术的价值。

（1）瘟疫的发病原因

张景岳论瘟疫时，引用《黄帝内经》"冬伤于寒，春必病温"佐证，认为温病即是伤寒。但是伤寒有四时不同，如冬天感受寒邪立即发病，为真伤寒；有寒毒内侵，未立即发病者，必待春温气动，真阴外越，再感触寒邪才发病。所以，到春天犯寒，则发为温病；至夏天犯寒，则发为热病，就好比伤于气者遇气则病，伤于食者遇食则发，是一个道理。

章虚谷在《医门棒喝·卷三·论景岳书》中，对张景岳的上述观点并不赞同，其指出"冬伤于寒，春必病温"，此为伏邪内发，与瘟疫由时气秽浊之邪导致发病者大不相同。关于此论，章虚谷在阐述暑温之时已有详细阐释：伏邪化热，是乘春夏阳气升发，自然病发，而不是感受寒邪之后发病，且夏天并没有可能感受如冬天一般的寒气，将之与伤气、伤食相比，不切于理，而且也未知六气变化之道。

（2）瘟疫不同于伤寒

张景岳认为，"瘟疫本即伤寒，无非外邪之病。但染时气，而病无少长率相似者，是即瘟疫之谓"。章虚谷在《医门棒喝·卷三·论景岳书》中论述到，既然名为伤寒，那么就并非瘟疫。虽然同为外邪，但有阴阳六气之分；感受邪气不同，发病各异，治法迥别。若为时气，春风、夏暑、秋燥、冬寒；暑病、风病、燥邪、寒邪，各有本名，不能皆指为瘟疫，使彼此之间牵连混杂，易造成误治，危害难尽。

张景岳认为，"伤寒瘟疫，俱外侮之证，唯内实者能拒之。即有所感，而邪不胜正，虽病无害。最畏者，唯内虚之人，正不胜邪，邪必乘虚深入，害莫大矣。且今人虚弱者多，强实者少，设遇夹虚伤寒，而不知速救根本，则百无一生。故《伤寒》书曰：阳证得阴脉者死，正以阴脉即虚证也"。章虚谷在《医门棒喝·卷三·论景岳书》中不赞同此观点，指出伤寒病位在肌表，对于体虚之人也设有补托散邪之法，张仲景的辨析已非常详尽，不需要再重复论述。言伤寒、瘟疫皆属外感之邪，却没有想到瘟疫之邪伏在人体膜原，若用补法会使病者有性命之忧。

（3）瘟疫的诊断不可全凭脉象

张景岳对虚实之证的判断强调脉象，认为"此欲辨之，唯脉为主。脉见微弱浮空，举按无力者，即是虚证，最不易解，最不宜攻。然治虚之法，须察虚实之微甚。若半虚者，必用补为主，而兼散其邪。若大虚者，则全然不可治邪，而单顾其本。元气一胜，邪将不攻自溃"。但章虚谷在《医门棒喝·卷三·论景岳书》中指出，六气外邪之病，不可全依靠脉象。比如暑湿、瘟疫等，气血被浊邪壅蔽，脉道不清，或濡软，或艽滞，鼓动无力。如果根据此种脉象即判断为虚证而用补法，就会使邪气与气血胶结，轻者病情转重，重者必死。

（4）瘟疫的治法

在瘟疫治法上，张景岳认为，"凡治伤寒瘟疫，宜温补者，为其寒邪凝滞，阳不胜阴。非温不能行，非温不能复也"。章虚谷认为，张景岳竟将伤寒、瘟疫当作同一种病而用补法，难怪世俗之人不分邪正，妄言补正可以祛邪。以上，章虚谷指出张景岳不明六气变化之理，不明阴阳之理。其在《医易》篇中阐述："神莫神于易，易莫易于医，欲该医易，理只阴阳。故天下之万声，出于一辟一阖；天下之万数，出于一耦一奇；天下之万理，出于一动一静；天下之万象，出于一方一圆。又曰：天地形也，其交也以乾坤。乾坤不用，其交也以坎离。坎离之道，曰阴曰阳而尽之。"此言天下事物之理不出阴阳，阴阳二气固不可偏重而偏举。

2. 对痘证的认识

（1）痘为先天之毒

人禀受父母之气而生，而父母在日常生活中，也会感受外来邪气的侵犯，饮食水谷中有五味偏嗜。这些因素相合偏杂混于血气之中，于阴阳交会之时，妙合而凝，偏杂者也随着情欲之火形成胚胎，此为先天之毒。

章虚谷在《医门棒喝·卷四·原痘论》中论述到，痘即为先天之毒，虽然《灵枢》《素问》中未提及，但并非无痘毒。章虚谷认为，上古气化醇厚，人心淳朴，体质强壮，即使偶然遇到偏杂之气，也会随时消散，不致混于血气之中。后世气化日降，生齿日繁，情欲倍炽，体质不坚，六淫邪气混于气血，而与五味之秽、情欲之火酿成毒厉。究其根源，实为天地六气之偏所致。故其发病，也必由六气引发。所以，不拘四时，皆有痘证。兄弟姐妹等共同生活的人，有出痘者，有不出痘者，这与先天所感六气各不相同有关。所以，虽发病是由君相二火妄动所引发，但也必须要同类之气相引。如果感受六淫之气有别，即使共同生活，也不能引发。而六气的偏驳，以春夏季最为多见，所以痘证的发病也是春夏季多于秋冬季。

（2）痘证的预防

为了防止痘毒的发病，古人采用种痘痂的方法，这与现代医学注射水痘疫苗有相类似的地方，由此可以看出中国古人的聪明才智。痘毒与痘痂的区别在于，痘毒发于先天，而痘痂成于后天之气血。此气血中有五味六气之偏杂，又配以开窍引导之药，故容易发痘，也有种痘时不出痘痂，其后又出者。

（3）痘证的发病

章虚谷在《医门棒喝·卷四·原痘论》中论述到，过去也有人认为痘是胎毒，是因受孕后，或交会太多，夹杂五味浊气，与情欲之火交互侵渍于胎所致。随着胎儿的长大，痘毒潜伏于命门。此说并不确切，结胎以后，已属后天，即使有浊邪侵渍，也混于后天血气之中，如出胎以后，所发丹毒、疹子之类。所以，胎毒为后天之毒，或有或无，或溃腐或漫肿，各不相同。而痘为先天之毒，痘的形象人人相同，而千百人中很少有不出者。因其为先天之毒，所以出痘也有次序，与天地四时造化生物之机相合。气血平顺之人，必发热三日而见苗，如春阳鼓动，草木萌芽。其生长，如夏令阳旺，万物茂盛。其浆足而饱满，如秋令收肃，万物成实。其回腐结痂，如冬季阳气归藏，万物剥落。四季十二个月为一年，痘也以十二日为常期。若不循常期生长，必因其人气血偏颇，或偏胜，或偏衰，或兼外感内伤等原因，皆为危险之证，必借药以治之，以斡旋造化之缺失。

章虚谷在《医门棒喝·卷四·原痘论》中还论述到，痘为先天之毒，不同于后天之胎毒。如果痘发时，胎毒也发，如方书所言，夹丹夹疹之类，此时病势较重，治疗上必须先以治痘为主。痘毒化，胎毒也随之而消。原因在于，后天气血是由阴阳所化，阴阳实根于先天混元一气，所以痘毒为根本，胎毒为枝叶。治其根本，则枝叶一以贯之。即使痘毒未发，也并非全无影响。因其孕于先天混元之中，与先天之气如水乳相合。先天之气无形，所以痘毒也无形可睹。一旦触发，毒即流于后天气血之中，揽血气而结疮窠。因为形状像豆，所以名为痘毒，其形成于血气，名之曰毒，只是因其秽恶，无形象可名。先天之气，无形可睹，是因为太极判而为阴阳，阴阳既立，太极体隐，而实寓阴阳之中，为阴阳之根蒂。

儿童时期，阴阳未充，为太极之体，犹浑融不泄。天癸至时，阴阳充盛，而发生之机。若为男子，则在每夜子后阳举，此即先天之气应天地之阳气而发动。当其发时，因在昏睡中不觉其形状，清醒之后，即隐而不可见。唯有修炼家，静极生动，可见此气发生。所以，老子曾说："致虚极，守静笃，吾以观其复。复者，先天混元之气还复也。虚极静笃，象坤卦之纯阴；静极生动，若复卦之一元来复。故学仙之道，必使乾冲合体，而返先天混元之中，则神光大定，为成功矣。"故《医门棒喝·卷四·原痘论》云："人生禀赋之源流，阴阳生化之奥妙，而为天人合一之大道，即痘毒发源之至理。"

（4）痘证的论治

①治痘要分清寒热虚实：章虚谷在《医门棒喝·卷四·治痘论》中，强调治痘的要点，其云："辨毒气之重轻，元气之强弱，而权衡补泻，必使毒气尽出于外，元气始能获全。"倘若辨别错误，漫言温凉补泻，或认为七日前必凉解，七日后必温补，犹如刻舟求剑，失之远矣。如前所述，确实需要按痘发的日期以察其证，但不需要按痘发的日期来定治法。如果发热三日而见痘苗，见痘苗三日而起胀之类。或未及期而出而胀，或过期而不出不胀，此时需要计算日期来判断是何原因。或因毒盛，或因正虚，或内有积滞，或外邪闭遏，随证而治，怎可拘七日前凉解、七日后温补之说？如果出痘行浆皆按照次序发展，是为顺证，可不用药物治疗，也就不存在施用温凉补泻之法。

章虚谷在《医门棒喝·卷四·治痘论》论述到，自古论治痘者，或主凉泻，或主温补，虽然各有见解，但都为一家之言，未看到痘证的本旨。其认为用凉泻之法者，拘泥于《素问·至真要大论》"诸痛痒疮，皆属于心"之论。而疮疡之毒，发于后天气血，初起可散可消，或者使其溃破，脓尽方愈。痘毒发于先天混元，不能消散，也不可使其溃破，与疮疡的病源不同，所以治法上也大相径庭，不可专以凉泻为主。主张用温补之法者，知痘毒依赖元气之运化，才能外出而成功，所以戒用凉泻，恐伤及元气。但温补之法对于虚证适宜，如果是毒盛火炎，概不可用温补之法，故以上两种治痘之法皆为一隅之说。直到翁仲仁的《金镜录》面世，其论虚实补泻之道，辨析精详，理当法备，实为治痘之准绳。又有聂尚恒《活幼心法》，朱纯嘏《痘疹定论》，翟氏《秘要》等，更多阐发其微，似无遗蕴。以治痘为专科的医者，莫不知翁仲仁等书而遵守之。但章虚谷仍然可以见到世俗之人治痘时，在虚实补泻方面常多失宜而致害，此是由于学识不精，未曾仔细辨别的缘故。故《医门棒喝·卷四·治痘论》云："余犹见世俗治痘，而于虚实补泻之道，常多失宜而致害，虽由学识不精，窃尝深究其故。"多数医家辨痘之虚实吉凶，仅依靠观察痘之形色为凭证，并参考其他症状表现，详于论痘的形色而略于论痘之症状，而又散漫错综，无纲领统摄，使学者不得其绪，辨别未明。

章虚谷在《医门棒喝·卷四·治痘论》中还论述到痘的形色。正所谓有诸内必形诸外，原属至理不移。但后世之人专习痘科，不讲究方脉之理，而他证之虚实，也不甚明了，往往仅凭痘之形色来辨别虚实寒热，而率用温补凉泻之法。但痘证形色状象较多，理尤微妙，若眼力不到，常多辨别错误，虚实倒施。例如，痘外观表现为灰白塌陷，诸论皆言虚寒，但《痘科正宗》言其为毒滞，而用大黄得效，由此可见古人用补法是错误的。诸如此类，冰炭相反，后学何所适从。其余疑似的症状更多，若坚持己见，怎能无误？例如《痘疹正宗》一书，虽然某些论述有失偏颇，不足为凭，但既然言之凿凿，也并非全然无因。如对痘外观的描述，灰白之类的痘，虽然属虚寒者较多，但也有因毒滞体内，血不流通所致者。痘形色白，也可以用攻泻，但必须要有其他实证可以依据。如果不明其他症状的虚实，仅以痘的形状和颜色为凭证，必然导致毫厘千里之谬。所以，论治痘者，必须追求其本源，举其纲领，以立法度，使后学有规矩可循，方能无歧惑之害。犹如张仲景之论伤寒，分列六经；刘完素之论温热，辨别三焦。论证立法，有所统摄，使人因流知源，各有端绪。若将痘证分属于五脏，如《伤寒论》等立法，则条理清晰，语意连贯，更加容易辨明。虽然古代有称心经痘、脾经痘之类，但并未详细而清晰地说明其理，以"经"字来分属实为不妥。痘出于脏腑，而至皮毛，上至头，下至足，无处不到。若以"经"称之，则手足三阴经并非循行至头面，其中的缘由并不能准确解释。如果分属于五脏，肾主骨，肝主筋，心主血脉，脾主肌肉，肺主皮毛，则经络、三焦皆统属于中，故痘证必当称脏，而不应称为经。

《医门棒喝·卷四·治痘论》认为，由于痘毒发于先天混元，流于后天阴阳气血之中。"左右者，阴阳之道路也"，故毒自左而升者，由肝而达于心；由右而升者，从脾而至于肺。毒气既升，烘然发热。发热是由于元阳鼓舞，驱毒外出。毒气周流于五脏，以寻出路。若有其中一脏之气虚弱，毒即由一脏而出；有两脏之气虚弱，毒由两脏而出。痘毒如贼，元阳如主人，自内逐贼而外出。五脏如五门，有一门不固，贼从一门而出；有两门不固，即从两门而出。所以，痘之形证，有一脏者，有兼脏者，并无一定。由此可以判断毒气之重轻，元气之强弱。如果元阳旺盛，表现为蒸蒸发热，精神不疲，此脏气坚固，必待三日，毒始外现，循序起发，为顺为吉。如果元气不胜毒气，一经发热，毒即一拥而出，此为五脏不固，如门禁失守，贼势众盛。又如，发热轻微，痘出不快，精神委顿，此并非毒轻，乃是由于元阳不振，毒不外出，主弱而贼欲内攻，皆为凶险之证。五脏具有五行之性，有阴阳强弱之殊。所以，辨别出痘出自于何脏，就已经知道了脏的阴阳强弱，区分了证之虚实，再参照痘外形的善恶，就可以准确判断出痘的顺逆凶险。

②痘与五脏的关系：章虚谷在《医门棒喝·卷四·治痘论》中，又就痘与五脏的关系加以详细分析。如痘毒历经五脏，若肝脏之气稍弛，痘由肝脏而出，肝主筋而附骨，则痘粒坚，而根深附骨。肝为风木，故一痘二三顶，像树木的分枝。肝主惊，所以发痘时必先惊惕。肝主疏泄，痘毒也易宣发。风木与相火为体用，风火鼓激，其痘易长易浆。肝主藏血，毒与风火交炽，血受煎迫，须用辛凉散风火之法以疏毒外出，宜选用甘寒辛润之药，兼以益血和血，自易收功。

如痘出于心脏，心为君火，火性炎上，所以痘的形态表现为赤而尖圆。心主血脉，其根在血脉。心藏神明，毒气初发，多见烦扰。心为一身之主宰，一身气血供其所用，肝木相生相助，其毒易化易浆。若火盛毒盛，必先清火解毒。《医门棒喝·卷四·治痘论》云："此心肝二脏之痘，皆为顺证也。"

如痘出于脾，脾为太阴湿土，阳弱不振，发热不甚，毒难宣发。脾位于腹，初起多见腹痛。脾主肌肉，所以痘的形态表现为粒大而顶平，中软不坚，根在肉中，初发痘时皮色没有多大改变；若气弱则痘少光彩，或肌肉漫肿。脾胃为后天之本，气血生化之源。痘毒困脾，则饮食不进，精神倦怠。如果出现呕吐但不腹泻，或咳嗽咽痛的情况，此为毒从胃阳发越，兼由肺脏而出，仍为吉象。如果出现腹泻，则属阳气下泄，要防止痘毒内陷于肾，痘塌色灰为凶。若再误用寒凉之药，必死无疑。脾家之痘，要始终以扶脾为主，利气和血以导痘毒外出。若毒盛火炎，肠胃积滞，毒壅难出者，应暂时通畅腑气，必当顾虑其脏。《医门棒喝·卷四·治痘论》云："倘无积滞，而妄用苦寒攻泻之法，则脾阳下泄，立变危殆矣。"

如痘出于肺，肺为华盖，其位最高，主一身之气。若毒乘于肺，使肺失其权衡之柄，一身气为之窒，故痘毒难化而难出。若痘出，其形扁色白，根浮于皮，中虚多空壳，初起必咳嗽、咽痛。肺为辛金，性畏火而恶寒，故大凉大热之药皆为禁忌。若见咽痛而投寒药，反使邪毒闭郁于内，重用辛温以发之。肺脏少血，血少气窒，故难成浆。须用甘温之品，培土以生金；辛凉芳散，利肺以疏毒，务必使正气充足，而将毒尽数排出。其声清，咽不痛，饮食二便安调者，内无留毒，即使浆液不足也无妨。因肺脏血少，故不能作浆，而肺气鼓舞于外，抬为空壳，虽无浆，但痘毒已经从皮毛而出。若内证未清，毒留体内，难以排出，则多危证，必助气利气，以托毒外出。故《医门棒喝·卷四·治痘论》云："故脾肺二脏之痘，皆为险证也。"

若痘出于肾脏，肾属水，为至阴之地，主骨，如坎卦之一阳在二阴中。元阳虚弱而痘毒内盛者，伏于肾而蕴骨间，不能升发。肾司闭藏，没有宣毒的功能。阳既不振，发热亦微，精神委顿，腰痛如被杖，或便溺自遗，其身黑点，隐隐在肉内，此为逆证，为难治。倘若五脏不固，毒盛一拥而出，不分颗粒，元气不胜毒气，气血不能周流，其毒团结不化，如蒙头、托腮、锁喉等类。以上几种恶象，自古皆称为逆证，昔人论之已详，如察其内证，尚有可治之法。首先辨别其为何脏之痘，或兼数脏者，参合其理，而思得当的方法以救治。如此则源流既清，分五脏为纲，列各证为目，条理清晰，思维连贯，则虚实吉凶之辨，不至于混淆，可以作为治疗痘证的规矩尺度。

（5）对《痘科正宗》的评价

章虚谷在《医门棒喝·卷四·评〈痘科正宗〉》中论述到，著《痘科正宗》之人，并未深究人生禀赋之源，先天后天之辨，阴阳五行之理，古代与今时的气候变化及南北地域风土强弱；所治疗的痘证，多为禀赋强壮之人，且感受毒邪较盛，或兼有时疫外邪，形势暴厉，皆为有余实证，所以用攻泻之法可以取效。但其并未察常变之理，仅凭一时的阅历，武断认为古今天下之痘，只有实证，没有虚证，立归宗汤方，用大黄生地为君。言治痘始终，必以此方为主。既不识虚证用补法之道，妄言诋毁古今天下治痘用补法之过错，不自觉其说之偏激。以一处一时的治病经验，想要为痘科制定古今天下的治疗法则，批判古今天下治痘之人，而有古人之误、今人之误等论。章虚谷认为，此见解太过浅陋，而愚昧之人又赞扬其学说观点，将遗祸于无穷。故《医门棒喝·卷四·评〈痘科正宗〉》云："呜呼！见解若是，亦浅陋矣，昧者又从而赞扬之，将遗祸于无穷哉。"

①对《痘科正宗》治痘法的评价：《痘科正宗》序文曰："考其法，培元者，百之一；泻毒者，十之九。何耶？盖体之强弱虚实不同，而痘之为阳毒则一。去贼，即所以安良。譬之寇攘窃发，随轻重扑灭之；间阎安堵。不幸而凶锋猖獗，尤当坚壁清野以御之。若怯懦首鼠，阳剿阴抚，未

有不蔓延鼎沸，朝野为之涂炭也。"章虚谷在《医门棒喝·卷四·评〈痘科正宗〉》中论述到，此说只可以论六气外邪之病，只可以论元气强旺而受外邪之人，不可以论虚弱之人，更不可以论痘证。外邪可以泻之而去，但痘毒不能泻之而去，必须疏利气血，使毒宣发成痘成脓才可以除去。泻者，即通其肠胃，所以有形积滞之外邪可泻而去。无形之外邪，比如暑湿等类，虽然在肠胃，也必须先化其气才能排出，不能依靠攻击之药泻去。更何况痘毒，发于先天，而流于后天血气之中，绝无形质，与血气混而为一，内自脏腑，外至皮毛，无处不在，全依赖身中元阳鼓舞，才能使毒气外达。因其与血气相合，遂揽血气以成痘粒。所以，痘之红盘属血，白顶属气，气血和平依附，则盘顶分明，而毒始化。若气血不足，而散漫不胜毒气，则毒肆意内攻为害。气血有形而毒无形，无形之毒既周遍，而不专在肠胃，岂能仅凭大黄等药泻其毒呢？如因肠胃积滞毒不能发越，以大黄等去其积滞，通畅腑气，毒气因而宣达，并不能说大黄能泻其毒。若肠胃无积滞，而妄用攻泻，则有形之气血受伤，无形之毒仍在。元气既伤，毒必益肆，可能使邪气乘虚内陷，变为危证。故章虚谷认为痘毒不能泻之而去，此"泻毒"二字不通之极。

　　章虚谷在《医门棒喝·卷四·评〈痘科正宗〉》中，将人的身体比作一座城，元气强旺，犹如城中富足，百姓安居乐业。若六淫邪气侵袭，犹如外贼破关而入。若城中富足则举兵杀贼驱贼，贼除则百姓仍安。虽然仍安，但不免受创，故必清补调养，始能复原。至于虚弱之人，犹如城中匮乏，百姓迫于生计，一旦外贼入侵，先自乱阵脚，张皇逃窜。如果没有粮饷资助，派遣饥饿的士兵抵御外贼，则无力以敌贼，必倒戈以自戕，此并非用兵之道。攻伐之药就好比是兵，而补正之药就好比是粮。用兵必以粮为先，药之入胃，必赖元气运化。倘若不分元气虚实，就投用攻伐之药，则外邪不去，元气先亡，无异于倒戈自戕。所以，章虚谷认为《痘科正宗》一书，只可论元气强旺而受外邪者，不可以论素体虚弱者。

　　章虚谷在《医门棒喝·卷四·评〈痘科正宗〉》中还论述到，六气之邪为外贼，痘毒为内贼；外贼之祸缓而轻，内贼之祸速而暴。由于其发展迅速，故治之不可有丝毫延误；稍微延误一日，就有可能难以挽回。由于痘毒之盛，全赖元气强旺，若元气强，才可以驱邪外出。但六气之邪，也有久伏而从内发者，其邪伏于后天血气，病在躯壳之中。譬如外贼伏于城内，其发动虽然内扰城中，但是屋内主人不至于受到波及，犹可从长策划，徐以图安。若为痘毒，发于先天混元之中，身命根源之地，如同室操戈，顷刻之间就可决出邪正之胜负，而死生立判。所以，必须元气强旺，才能化毒成痘。发热虽重，但精神不疲，是为吉象；发热虽轻，但精神昏困，并非其毒轻而热轻，是由于元阳不振，不能逐毒外出，故热不显，而精神不支，必须优先考虑。《痘科正宗》认为，体之强弱虚实不同，而痘之为阳毒则一，去贼即所以安良。若是如此，则不分虚实，全都以攻泻为主。元气虚弱之人，已经为毒所困，又以苦寒伤气之药攻之，非但使痘毒冰伏不出，而且先使微弱之元阳亡佚。此妄诞之言，皆由"泻毒"二字以发其端。且其不明阳者、毒者为何物，混称为阳毒，以毒字在心，所以不分虚实强弱，必主攻泻，却不思阳为身中元阳之气，毒为先天邪秽之气，若元阳之气不振，邪秽之气不能宣发，故痘不能外出，数日间即可死亡。又如，发热虽轻，但精神委顿，是由于元阳不振，并非感毒较轻。若混称为阳毒，必主攻泻，而攻泻之药必苦寒，苦寒之味必败阳气。将阳认为是毒，欲将毒除去，则必置阳尽命尽而后已。

　　《痘科正宗》序后又云："诚为救危妙术，而保赤之金科玉律也。余素不解医，嘉其试辄得效，用授梓以广其传焉。"章虚谷在《医门棒喝·卷四·评〈痘科正宗〉》中指出，医理微妙，通乎造化。既然不知医术，怎可肆意妄言痘为阳毒，不分虚实强弱，全以攻泻为主；仅以耳目闻见为凭，全不参求于理，以轻忽人命，反将其称作救危妙术，而保赤之金科玉律。古代与现今气候各异，南北水土有厚薄之分。人禀天地之气化而生，强弱各异，痘毒也有轻重不同，病证的变化也是千差万别。若没有体悟到天人至理，参悟造化玄机，不足以论治痘之法。痘证并非不可攻泻，如北方水土厚，人体质较强，元气与毒气俱盛，蕴结难发，则必以重药通利，使肠腑通畅，元气调畅，毒气才能透发。若大江以南，人体质柔弱，不可混用。但北方也有体质虚弱之人，南方也有体质强壮之人，不可一概而论。所以必先明其至理，而后察其是否适宜，用法始无乖谬。不可仅凭一处一时之病证，以闻见之验，当作不变之法。

章虚谷见世俗之人治痘，不分虚实，全部都用解毒泻毒之法，率用大黄、犀、连等，每致杀人，皆是学习了此等谬论。基于此，章虚谷评其大略，欲明其理，以救流弊之害。医术高明之人，或许能对此说进行鉴别。

②对《痘科正宗·痘证穷源论》的评价：《痘科正宗·痘证穷源论》云："古人谓痘为先天之毒，此定论也。是其父母七情六欲五味偏胜之毒，中于二五妙合之时。人之一身，先生肾脏，所谓天一生水也。故痘毒即蕴于肾，藏之若无。感天地邪阳太旺之气，而始出肇于肾，升于脾，由脾而肝而肺而心。毒从容一步，则轻缓一步，所以出自心肺上乘之地为顺，出于脾肾之间为逆。"由此言可知作者已信古人之说，又为何认为古人的治法是错误的呢？古人既然已经知道痘毒之源，怎么会反而不知道治之之道呢？痘毒未发，蕴于先天，而先天之气，常人并不能看到它的形状，所以痘毒未发时，也无形象。肾为后天形质之本，今言毒蕴于肾，是以肾为先天，可见其不识人生禀赋源流，先天后天之理。先天与后天的辨别，毒气感发的原因，皆有妙理。章虚谷在《医门棒喝·卷四·原痘论》中，已申明自己的观点：今言感邪阳太旺之气，其毒始出，理虽是如此，但义仍未能详尽。春夏为阳旺之季，但秋冬季也多出痘。正因为痘毒之源有六气之异，必感

触其同类之气才能发痘。所以，兄弟姐妹之间，虽然同时起居，也会出现或出痘或不出痘的情况，可见其毒并非一气所成。至于毒发的次序，亦具至理。章虚谷在《医门棒喝·卷四·治痘论》论述到，今言出自心肺上乘为顺，脾肾为逆，尽为揣度，毫无实理可凭。若论痘治痘，不求阴阳五行之至理，生命禀受之源流，原气毒气之辨别，但凭臆断，失之远矣。

《医门棒喝·卷四·评〈痘科正宗〉》又曰："痘而曰毒，其猛烈可知矣。毒既猛烈，非火而何以猛烈也。毒既为火，是毒盛即火盛，火盛即毒盛。毒者火之根，火者毒之焰。一而二，二而一者也。"文中指出，将毒与火合为一体，认为欲尽去毒者，必将尽去其火，此言差矣。《素问·阴阳应象大论》云："水火者，阴阳之征兆也。"火为阳之用，阳为火之体；水为阴之用，阴为水之体。今言毒为火之根，火为毒之焰，那么古代圣贤所言阴毒，就必须要说毒为水之根，水为毒之流吗？

《医门棒喝·卷四·评〈痘科正宗〉》又曰："痘既为毒，毒既有火，其不可补助，又可知矣。"观此"有"字，又与前所言"毒即火，火即毒"自相矛盾。试问有火之毒不可补助，那么无火之毒是否可以补助呢？天下痘毒，皆为有火，那么还有无火的吗？殊不知毒与火本为两类，岂可含混臆断，而概用攻泻？后学之人应当辨明其理。

《医门棒喝·卷四·评〈痘科正宗〉》又曰："人之一身，气血而已，痘毒一萌，即流入于血中。毒轻者，血载之而气领之。先出一点红，血也，颗粒郛廓，气也。浆者，血之所化也。所以化者，气煦之也。脓成饱满者，血之充溢也。光泽明润者，气之精华也。血尽结痂者，血之还元也。是皆气收之也。痘固赖气血以始终其功，故善治痘者，先调气血。"气血即阴阳所化，阴根于阳，阳根于阴。故气中有血，血中有气。若血中无气，则为死血，如何能载毒？若气中无血，则浮游无根，如何能透毒？气血由阴阳所化，而阴阳实根于先天混元之中。痘毒发于先天混元，而流于后天血气之中，一身内外，无处不到。今言毒出而流于血中，与气无关，是不知气血互根之理。其言血尽结痂之"血"字，可能为"脓"字之误，不然解释不通。痘毒揽血气以成形，气煦血濡，才能化毒成浆。所以，毒重痘多之人，气血耗伤也多。结痂而落，气血外去，内部空虚，故必须注意抵御外邪侵袭，多加培补，才能使身体复原。气之能煦，血之能濡，全依赖身中元阳强旺，生化气血，驱毒外出。如元气不胜毒气，毒伏不出，即为凶证。今既然说痘需依赖气血才能始终其功，治疗上必然先调气血，则当首重气血可知。调理气血之法，必当辨气血之强弱，毒气之轻重，怎可概用攻泻之法，而无补助气血之道？

《医门棒喝·卷四·评〈痘科正宗〉》又曰："毒若盛者，一出孕包之地，势即猖狂，气血不及驾驭，势必为其所缚。故气遇之而滞，血遇之而瘀。气滞血瘀，犹能伸其领载之功也乎？今人治痘，动言升发补拓，气固可补，为毒瘀之，连气亦为毒气矣，亦可补乎！血固可补，为毒瘀之，连血亦为毒血矣，亦可补乎！况毒盛即火盛，火性炎上，不提而犹上窜。一见升麻、川芎，如火之得风，其焰不更炽乎！气不得上升，血不能通融，缘为毒火锢之也。毒火愈炽，则气愈受蒙蔽，血愈受侵炙，尚冀其起胀化浆，以自伸其领载之权也乎！气血虚，固宜补。此在杂证则然也，为未痘者言也；为痘后邪火既退，本质不足者言也。且痘与杂证属天渊，杂证见其实，无实非虚。痘证见其虚，无虚非实。"此论既言痘赖气血始终其功，治疗上必然先调气血，怎么只能论毒气之重轻，不分气血之强弱呢？毒聚气血，以成痘形，气血强盛才能化毒成浆。若气血不足，毒必难化，初期伏而不发，最终必内攻而死。气血盛者，毒虽然盛，但气血充盛足以抵御毒之盛。故外热虽甚，而毒已出；或毒壅难发，其内热必甚。此皆为有余实证，可攻可泻，形势虽恶，而无大虞。毒本无形，热者阳之用，热盛则阳气克振，毒可以化。倘若发热虽轻，但精神昏困，饮食不思，此为元阳不振，气血虚弱，不能驱毒化毒。外象似轻，实为危候，怎可不辨元气之强弱，仅考虑到毒火可畏，妄诋古人用补法的错误呢？

章虚谷还指出，若毒与元气俱盛，而发热较甚者，难道医者皆不加辨别，而概用补法吗？倘若元气虚弱，毒伏不发者，不用升发补托之法，将如何治疗？今言毒火之盛，不用升提之法犹能上窜，其能上窜者，则毒已起发，元阳克振，正为有余实证，又见何人妄用升提，以助毒势？只论其实，不论其虚，不识毒气与元气之分，但见其为实，不知其为虚。既然不识元气之虚实，怎能见病治病，见火治火？遇到虚弱之证，不知如何治疗，就认为是坏证而放弃治疗；不悟己之不明，反责用补之非。殊不思古人用补治虚，诸般险证，有理有法，历历治验甚多，岂是无凭无据捏造出来的？不知虚实之理，甚至说杂证见其实，无实非虚；痘证见其虚，无虚非实。如此多的谬论，简直是要杀尽天下后世虚弱出痘之人。更言杂证无实非虚，那么张仲景的承气汤、抵当汤、陷胸汤等，大攻大泻，难道皆是为痘证所设，不可以治杂证吗？是又要移祸于杂证吗？杂证之邪由外而入，痘毒由内出外，元气有余而为实证者易治，元气不足为虚证者难治，怎可只论邪毒之重轻，而不分元气之强弱？

《医门棒喝·卷四·评〈痘科正宗〉》又曰："痘当毒火方盛之时，大害气血。不思急救其病以维护之，而欲养正以抑邪，不犹之火上加油乎？况毒火盘踞于气血之中，疏浚之而尚不得透，清解之而犹不能息。一见参芪归芍，以实投实，不愈塞其隧道乎？所以实证用补，谓之资敌以粮也。夫养正抑邪之说，在痘之轻浅而顺者，亦可成功。然痘果顺，补之可愈，即不补之而独不能愈乎？补之适足以添其病，何若静听之而得中乎？痘稍有证，皆是毒火，补之以添其病，何若解散之，而使之无病乎？况毒火为害，在气血旺者，犹足当其侵蚀煎熬。令气血一虚，毒轻而痘稀疏不板实者，气血尚足以周给。倘毒火一盛，以有限之气血，一煎即枯。将谓峻补，毒火乘之而愈炽；将谓逐毒清火，气血劣薄，不能为主，所以多不可救。往往病家，闻补则喜，言攻则惧，不知痘之毙于补者，盖十居八九也。"此节无非言痘皆毒火，有实无虚之意。《素问·阴阳应象大论》云："辛甘发散为阳。"人参、黄芪性味甘温，川芎、当归性味辛温芳香，甘温助气血，而辛香通气血，为流利疏导之物。假若为实证之痘，当然不需要此类药物。但是对于虚证而言，助气血以宣发其毒，就是要法，又怎能壅塞隧道呢？这种方法是扶正以发邪，不是抑邪。比如本论之归宗汤，以气味俱厚、苦寒沉降的大黄为君药，甘凉味厚质重而呆滞的生地为臣药，言治痘自始至终，皆以此方为主。虽然有行血破气之药为佐使，但是都不敌大黄、生地沉降之力，此确实为抑邪之法。毒自内发，需要借助阳气以升，勃然欲出，如果以沉降呆滞之药抑制邪气，就好比火将要燃烧，用水洒之，则火焰熄灭；以土掩之，则火必然没有再燃烧的可能。使元气增强，以运化药气，腑气通利，血气转输，毒才得以疏发。倘若元气不胜药气的抑制，因而痿弱不振，使毒冰伏不出，旋即告毙。此是由于不识药性，不辨字义，将宣发认为是抑邪，将抑遏反认为是宣发，不通之极也。

　　章虚谷在《医门棒喝·卷四·评〈痘科正宗〉》中还论述到，若为顺证之痘，几乎所有人都能够准确辨别，又见谁人妄用补药？自来所论补泻之法，均是为险证所设。凡险证之痘，仅有两方面：一是由于毒盛火炎，气血不足以供其用；二是由于元阳不振，毒伏而不出。总之皆是由于元气不胜毒气之故。火炎者，固当清火；而气血不足供给以化毒成浆者，应该助其气血。元阳不振者，若不助气扶阳，其毒怎能外出？今云痘稍有证，皆为毒火，殊不知既然表现为火证，而可清可泻者，此为实证，属易治。若元气不胜毒气，毒邪内伏而不发，外症表现似乎较轻，实际是重症，最为难治。若不知妄攻之害，不识用补之法，而曰痘之毙于补者，十居八九，不知其从何处而见，总之是因为没有将毒气与元气区别开的原因。倘若见热盛，就认为毒盛，为凶证，却没有想到毒伏于肾脏而不发者为逆证，其热反轻，岂可认为是吉证？因其元阳不振，故热轻而毒伏不出。所以，对于吉凶的辨别，不在于火势的重轻，全在于观察元气的强弱。如果元气强，毒盛则热盛，毒轻则热轻，而精神自爽。热者为阳之用，阳气足以御毒而为吉；若元气虚弱，即使毒轻也不易治，毒虽盛不甚热，是因阳气为毒所困，不能伸其用而为凶。今不辨元气之强弱，仅论毒气之重轻，论毒必认为是火，其毒重而无火现者甚多。如此辨别虚实轻重，错谬不可言尽。

《医门棒喝·卷四·评〈痘科正宗〉》曰："当痘之未发也，毒与先天混元之气，若水乳相和，莫能分辨。"如果说阳就是毒，毒就是阳，于义尚通。一旦触发，毒与元气拆分为二，此时正邪分开，势不两立，阳胜则生，毒胜则死。火为阳之用，火有形，其体实为先天元阳之气。毒无形，其源实为先天邪秽之气。痘毒未发之时，就好像子仍在胎，不辨善恶是非，等到产下之后，一为大圣，一为大恶。恶者必欲害圣，如象之害舜（此用典故说明道理，古代有象其人，一直想谋害舜）。所以，痘毒发病，必然损害元阳。若阳胜毒负，姑且不论；若阳负毒胜，毒虽轻，也并不易治。若不用人参、黄芪、当归、白芍之类助气血而疏导，则毒不能化而出。但用补之法，要审其在表在里。若痘已外现，色淡而出不快，内无积滞，精神委顿，不思饮食，此为元气不能驱毒，毒将内攻，则必用补托之法。倘若内有积滞，而痘色红赤，则为毒滞实证，可用攻泻之法。用攻之法，宜速而早，迟则恐正气愈困。用补之法，宜徐而审，骤则恐内有余毒。正虚而毒未尽出于外，补中同时必须佐以利气活血，以疏导之。此为攻补之大法。

《医门棒喝·卷四·评〈痘科正宗〉》强调指出，若不辨虚实，因其名为"毒"，就认为是火，那么方书中所称的湿毒、风毒等，又将作何解释？"毒"字之义，不过是形容邪气的恶劣程度，并不能专指为火邪。更何况痘毒发于先天，本无形象可以命名。因其元阳鼓动，毒出而流于血气之中，揽气血以成疮，其外形如豆，所以名之为痘毒。今撇去痘字，单提毒字，而加以火字，名为毒火，将痘证的千变万化而难治者，当作外邪之火毒一概而论，又认为有实无虚，仅以凉药攻泻，去其毒火。若是如此，那么治痘并非难事，何必千百年来记载无数，多人辨别论治，更不劳此书画蛇添足。由此可见，毒与火，邪气与元气，全然莫辨，根源之处已经错误，其他地方也就不需要再讨论。篇名为"穷源"，是穷至邪僻之地，并非痘证之根源。

凡病可用大黄、石膏而愈者，皆是有余实证而易治，并非只有痘证。因其元气尚强，足以运药气以驱邪。若元气虚弱，不能运化药气，再遇攻伐之药，则邪气未除，正气先亡。若痘证之元气虚弱，更为难治。因其毒自内发，元气强则毒外出；元气弱则毒必内攻。所以，可用攻泻治法者易治，须用温补之法者为难治。若不识用补之道，妄言痘证有实无虚，是将痘之虚证置于死地。所以，《痘科正宗》书后治验各案，俱用大黄、石膏奏效，绝无一证用补法，又列不治证有六十一条之多，可见其将虚证列于不治之范畴。其论治实证，虽有发明之处，但其功不足以补过。

3. 对疹瘖的认识

（1）疹与痘的区别

昔人皆认为痘疹为先天胎毒，痘出于脏属阴，故治宜温；疹出于腑属阳，故治宜凉。章虚谷深入探讨此说，认为其中的含义并不详尽。揣度其中的内涵，大抵是因为脏属阴，腑属阳。痘能受温药，所以认为其属阴，而出于脏；疹为火邪侵袭，宜凉不宜温，所以认为其属阳，而出于腑。二者之间有外邪与胎毒的差异。

《医门棒喝·卷四·疹瘖辨》中论述到，痘毒发于先天混元之中，先天混元为阴阳之根蒂，故痘毒也具备阴阳全体。发痘之时，通过后天阴阳血气，即依赖血气以成痘。所以，痘之红盘属血，白顶属气。痘毒发作与阴阳气血相关，所以治痘不可偏阴偏阳，务必要使气血温和，痘毒始化。温为阴阳两平之气，并非是因为痘属于阴而当温之。痘毒发于先天，自然由脏而出，不可因脏属阴，就认为痘也属于阴。疹为火邪引发，而偏于阳，既然偏于阳，就不是先天混元之毒，而是后天之胎毒。此时，由于成胎以后，父母不能节欲，邪火侵入胎中，蕴于肾脏。由于君相二火触动，自肾而传于心肺，出于皮毛，故发疹。虽然疹为阳邪，实为出于脏。以阴阳偏全之异，辨别痘疹之毒，有先天后天之分。故痘为先天之毒，具阴阳全体，虽出自于脏但并非属于阴；疹为后天胎毒，虽偏属于阳而实出于脏，故又名瘄，或名麻，因其由胎毒引发，与外感风温之疹有区别。

（2）瘄与疹的区别

古人详于治痘，而略于治疹。章虚谷之同乡洪谦鸣在《瘄疹心法·瘄痘同源论》中提到："瘄与痘，皆胎毒。痘毒伏于构精之时，瘄毒种于成形之后。"此则构精时为先天，成形后为后天，与章虚谷所论相一致。但其又云："瘄毒之火，生于母之包孕，毒伤子之肌肉。痘毒深藏，而瘄毒在皮毛肌肉。"章虚谷不赞同此观点，其在《医门棒喝·卷四·疹瘄辨》中指出，此因其未辨胎毒与外感瘄疹之不同，见发于皮肤，就认为受毒在肌肉，而未识其源流。既名《瘄痘同源论》，又言痘毒深藏，瘄在皮毛肌肉，岂非自相矛盾？更言痘毒自内达外，瘄毒由外传里，是内外迥殊，有何同源之义？只有外感风温之疹，可以说由外传里。而胎毒之瘄，发源于肾，而传于心肺，故一日一潮，或三潮，必潮发三日，毒始尽出。一日，则肾家毒尽；二日，则心家毒尽；三日，则肺家毒尽，出于皮毛，结痂而消，神清气爽。如果未出透，而使毒邪留于中，即生变证。若为当午潮者，是因毒由心经而出，心火旺于午。若为早晚潮者，缘于人体之卫气，昼夜五十度周行于身。昼行于阳二十五度，夜行于阴二十五度。至平旦日出之时，卫气自阴出于太阳经之睛明穴，随阳跷脉而行于阳，人睡醒而睁眼。至夜晚，卫气从阴跻脉而行于阴，人闭眼进入睡眠状态，与天地阴阳升降相一致。瘄毒从心营出肺卫，故当卫气出入阴阳，正值营卫交会之际，而瘄毒因之发越。若为外感风温，郁于营卫而成疹，一出之后旋即消化，与胎毒之瘄必潮现三日才能消退截然不同。所以，疹的形状与颜色虽然相同，而现证不同。因其源头有浅深内外的差别，故又名瘄加以区别。瘄毒始受，如果只在肌肉，不过是经络间病，则与外感风温之疹无异，就不会有三日潮现之理。

（3）瘄的发病机制

章虚谷在《医门棒喝·卷四·疹瘄辨》中论述到，瘄毒受于成胎之后。儿在胎时，呼吸之息在脐中，即道家所谓心息相依，名为胎息。息在脐中，所以呼吸不经口鼻，仅靠一根脐带，通于母体子宫，与母亲呼吸相贯。母气和，则胎安；母气病，则胎动不安。若父母不能节欲，欲火炽盛，即由脐带中随儿呼吸而入。吸之气入于肾，肾主闭藏，故毒蕴肾脏。肾藏相火，心为君火，二火本来贯通，若遇天地阳气发泄，触动人身君相之火，其毒引发，而传于心。这就是发病之时，邪自肾传心的原因。心为君主，内藏神明，凡邪气侵袭，首先由心包络受之。昔人谓心包络为心之宫城，《黄帝内经》名为胞中。因心主血脉，故包络受邪，流于血脉。手厥阴心包经从手中指而出，所以瘄之欲出，手中指尖必冷，是因邪毒郁于经脉之故。如果说毒由肌肉而发，肌肉属脾胃，与心包络并无牵涉，怎么会有手中指尖发冷的感觉呢？心主血属营，肺主气属卫，毒从营出卫，故传于肺，而出皮毛。皮毛为肺之合，必兼有咳嗽咽痛，皆为肺证。此瘄毒蕴受传化一定之理。外感风温之邪，可以说其疹出于腑，以及毒在皮毛肌肉；而胎毒之瘄，其源发于肾。

（4）瘄毒的传变

章虚谷在《医门棒喝·卷四·疹瘄辨》中云："余论瘄毒蕴受传化，一定之理，则自肾而传心肺。"如果毒气蔓延至各脏腑，则有兼证变证。人身脏腑经脉，本来就是贯通的，并非相互隔绝，所以邪气流传，也没有定处。如果只是见其流，而不知其源，则茫然无绪，纷争不决，治疗也不得其法。胎毒由君相二火引发，相火寄于肝胆，所以肝胆也会受累。肝脉循行挟胃贯膈，入肺循喉咙之后，所以毒气顺路到胃，也是常事。且胃为五脏六腑之海，汤药入胃，能够治疗五脏六腑之邪，皆能传胃。例如，伤寒之邪归于胃，则不复传，就好比水归于海的道理。所以，瘄的兼证和变证，虽然各不相同，但是要知道这都是病邪传变的结果。如果见胃证，就认为毒出于胃，是只看到了疾病的标象而不知其本源，犹如把河流的分支当作了源头。

章虚谷在《医门棒喝·卷四·疹瘄辨》中云："大凡治病必先明其邪之源流，而后辨证论治，方能尽善。"瘄与疹有外感与胎毒的区别，自古以来未曾详细辨别，无怪后世之人多对此产生谬误。胎毒只发作一次，如果有再次发作者，必是由于外感郁热导致。但是有胎毒未发，而先由外感出疹者，应当先辨其形证。外感必先外热，初起口不渴；胎毒热从内发，先口渴，然后身热。外感疏解透发，旋即消散；胎毒虽用疏解，必潮现三日始消。所以，对于二者的差异，医者要牢记在心，方不致误治。

（5）疹瘄的治疗

章虚谷在《医门棒喝·卷四·治疹论》中论述到，见到世俗之人每治疗疹瘄时，起初必用升麻葛根汤。世俗相沿，牢不可破。虽升散其毒，并无大害，但只见其标，不察其本，或证不应药，则茫然不知其故。所以，有屡用升提表散之药，但瘄不出。却不知是因为脏气虚弱，不能传送毒气，用发表之药，耗散卫气，则毒更难出。或者本来没有寒邪外闭腠理，而妄用麻黄大泄肺气，导致鼻扇气喘，毒伏心肾，烦扰不安而死，病人至死也未能悟出其所以然。这是因为医者平日就认定了疹出于腑，以及瘄毒在皮毛肌肉之说，不研究胎毒发源传化的原因，见内毒不能外达，就认作外毒内陷，认为无法可治。

《医门棒喝·卷四·治疹论》还论述到，如果痦毒本在肌肉，初治莫不先用升提表散之法，痦岂有不出之理？如果有外邪或内食阻滞，也必然有证可辨，治之何难？其毒既然并非由脏而发，脏气本和，又用升表之药，岂有外毒内陷的道理？殊不知脏气不能送毒传化，用升表之药并无益处；并非外毒内陷，实是由于内毒未出。初起即用升麻葛根汤，不只是不明疹痦源流，也将斑与疹混而不分。汪讱庵升葛汤歌曰："斑疹已出慎勿使。"可见将斑与疹混治已久。汤头歌为当时所流行，授受流传，以为定法，更无疑议。却不思升麻、葛根均为阳明之药；阳明主肌肉，邪热闭郁则成斑。斑之症状，赤色成片，或如锦纹，扪之无形，不成颗粒。若斑未发透，可用表散之法，如升葛汤之类；若已发透应该清里，宜用白虎汤之类；若兼有内实积滞，宜承气汤。至于疹痦，虽有外感风温与胎毒内发的差别，但都是由心肺两经从营出卫，为血络中病。因其从毛孔而出，故有颗粒，与斑之由阳明而发于肌肉者迥异。若不分脏腑经络，以治斑之药治疹，并不对证。更不明疹与痦的源流传化，欲求治法之善以愈病，则更加困难。因脏气并未亏损，已经送毒外出，得升散之药，因势利导，多能奏效。所以，坚信初治必用升提表散，终不自觉治法并不完善。如果遇到脏气虚弱之人，内毒不能外达，皆认为外毒内陷，终将不治。若知道疾病的源流，辨别二者之间有外感与胎毒的区别，按时透发，原可不药而愈。若不能透发，必察其所因，或因外邪郁闭，或因内食阻滞，或因元气虚弱；或宜升散，或宜通利，或宜补托，随证而治；断不可囿于前人之说，拘泥于所执之方，以先用升散为定法。

4. 对痧证的论治

章虚谷在《医门棒喝·卷四·痧胀论》中论述到，其曾经遍读古代医籍，发现除了《黄帝内经》之外，凡诸家之论，多首标病名，次列症状，继以方药，如果某病因于某邪，故现某证，全然不进行辨证分析。如《医方集解》之方下所注，治某病，而不解释为何此方能治某病。学识尚浅之人，见此不加以辨别正确与否，随手用之，因而误人。虽然自身欠缺研究之心，但与古书不详细写明也有关系，以致害人。比如痧证之名，起于后世，古方书名干霍乱。霍乱，是由于感受错杂邪气，上吐下泻，挥霍撩乱，故名霍乱。邪气闭结于内，欲吐不能，欲泻不得，有暴绝之虞，故名干霍乱。如果邪气闭于营卫，按经穴刮之，气血流行，邪从毛孔而泄，肌肤出现如沙子一样的红点，这是后世痧证之名的由来。上古治外邪的方法，多用针砭；如今之挑痧放痧，也是针砭之意。比如，近代俗称的吊脚痧，即是古书所谓的霍乱转筋。转筋入腹者死，因邪气入脏，由肝传脾，木克土为贼邪。肝主筋，脾位于腹，所以转筋入腹则死。治法必须辨别六气之因，虚实之异，不可通套混治。常见有自称为专科的著名治痧的医者，虽然常可见效，但其不明六气为病之因，凡是遇到头胀、胸闷、腹痛等症，皆概指为痧。用辛散开窍、破气破血之药，导致气血受损，邪仍不解。其所以名专科者，只是学习了《痧胀玉衡大全》等书，而《黄帝内经》所论阴阳六气之理，未曾仔细体会研究。只是知道某病用某方，某方治某病，却不知症状表现和发病原因千变万化。若是似是而非，则不能准确辨别。痧胀书始于近代，补充了古书当中未完善的地方，原有救济之功，可惜未详细论述六气之理，以明其源，仅称为痧，而叙述症状，多列名目，使初学之人未能辨别，易与杂病相混淆。

《医门棒喝·卷四·痧胀论》中分析指出，痧证仅为杂证中之一证，如今名目多于杂证，使人眼花缭乱，没有头绪。如吴又可论瘟疫，不明六气变化之因，将温病与瘟疫相混淆，有悖经旨，耽误后学之人，前已详细论述。如果痧证的病因与瘟疫属于一类，因其邪气郁遏，所以变证应该较多，而且病情爆发迅速，易导致死亡。正如《素问·六元正纪大论》所云："厉大至，民善暴死。"二者的病因，皆不出六气与秽恶酿成，以夏秋季多见，冬春季少见，且两者之间症状表现有相类似的地方，比如瘟疫的传染性。但是瘟疫之邪由膜原传变，而痧证之邪深浅不一，是由邪气郁闭所致。虽然同为疫邪，但症状表现不同，则治疗方法也不同。因六气错杂，邪气闭郁，开其郁结为治痧大法。如果不识六气为病之理，误将杂病当作痧证而治，虚实不分，混投痧药，危害甚多。

古人著书之心，本为济世，如读书之人不明其中的道理，反而增加了危害。孟子曰："尽信书，则不如无书。"若不明《黄帝内经》源流，则难免有因名昧实之弊。医者对此，不可不察。

（十）对虚损的论治

对于虚损的论治，章虚谷在《医门棒喝·卷二·虚损论》中论述到，应该先辨阴阳，次分上下。阴虚者，最忌助气；阳虚者，大禁寒凉。上损，应以清金为先；下损，必先固肾为主。此千古不易之成法。若为阴阳两亏，上下交损，当权其轻重缓急，而进药有先后次序。因症状表现变化无方，理法通微入妙，若不明先天后天生化之源，脏腑刚柔偏胜之弊，则莫知其绪，而辨证不确，投剂无功。

1. 先后天并重，运转机枢

阴阳之气来源于肾元，生化之权在于脾胃。肾为先天之本，脾胃为气血生化之源。如果肾元亏损，先天禀赋不足，全依赖后天脾胃生化以滋养。《医门棒喝·卷二·虚损论》云："上损至下，下损过中，皆不治。"因脾胃衰败，无法可施。脾胃能生化气血，依赖于肾中元阳的鼓舞，而肾中元阳以固密为贵。肾中元阳得以固密，又依赖脾胃生化的阴精以涵育。正如《素问·生气通天论》所曰："阴平阳秘，精神乃治。"

章虚谷在《医门棒喝·卷二·虚损论》中，论及脾胃与肾元并重，虽然二者发挥的作用不同，但在人体当中是作为一个整体维持机体的正常生理功能。阴阳虽然根源于肾，但生生之气来源于肝胆，清阳自左而升，阳生于阴；脾土健运，则胃气下行，浊阴从右而降，阴生于阳。此一升一降，实为阴阳运转之机枢，与自然界中的阴阳升降相呼应。天地节序有迁移，人身气血也与之相应。虚损之人，气血亏虚，阴阳运行，不能循度，动多窒滞。所以，若要培其根本，必先利其机枢。若不明此理，单纯应用呆补之药，气血更加郁滞，反而对补虚无益，更容易出现胀闷、泄泻等症状表现，皆是由于机枢不利所致。针对此种情况，需要从肝胆脾胃入手，先使机枢运转，再施以补药。清气出于肝胆，五行属木，性喜凉润而条达，故宜疏利，勿壅遏；宜柔润，勿克伐。如自然界中的树木，生长茂盛，欣欣向荣，需要风以扬之，雨以润之。人与自然相应，人体中属木之肝胆，也需要疏达。脾为阴土，喜香燥而温暖，暖则阳和敷布，健运不停；胃为阳土，喜滋润而通畅，通畅则饮食可以受纳。脾气鼓动，化精微，生津液；津液周流，浊阴下降；浊降清升，机枢自利。若肝阳升发太过，胃气被逆；或脾气虚弱，饮食难消，皆当随时审察。所以治疗虚损，需要分清病情的先后缓急，遵循急则治其标、缓则治其本的原则，补偏救弊，转危为安。同时，需要患者配合后续的调理，避免过劳，防止病情反复发作。

2. 辨别虚损真假

虚损也有真假之分，不可不辨。如前所论，本元亏为虚，脏真伤为损，所以虚损属于内伤范畴。若并非虚损，出现虚损假象，不仔细辨别就滥服补药，恐成败坏之证，反不可治。章虚谷见此种情况甚多，故在《医门棒喝·卷二·虚损论》中，举数例加以辨析，以警醒后人不可误治。

（1）心悸怔忡

以心悸怔忡为例。凡是心悸、头眩、梦寐不安，世俗多作虚损怔忡，而用补剂。不知还有痰凝气滞，郁火冲动所引起者。用人参、生地黄、酸枣仁、山萸肉等药，初不觉，或见小效。涩补之味，渐渐敛痰，入于包络，旋发旋重。或变风痫抽掣，不省人事，甚则癫狂，不可救治。虚损导致怔忡，先因肾亏，劳心耗血，水不济火，虚火上冲，则心神动惕；血不养肝，肝风上冒则头眩。诊其脉，心肾之脉必动数、虚大，肝脉急强，此为木火偏胜，阴血虚损之象。如果是因痰凝、火郁导致的心悸寐差，虽然症状表现相似，但脉象上有所区别。此种证候，尺脉应沉静如常，两关寸沉迟弦涩，是清阳不振，气滞痰凝所致。或因触怒劳心，心肝火动，痰涎郁遏，火不得泄，也可能出现怔忡，甚则昏厥。此时应用理气清痰之法，郁火解则病自愈。当其病时，寸关沉滞，而尺部或见浮大似虚，此因痰浊阻于中焦，下焦阳气不能上达之故，并非真虚。治法上仅理中上二焦，气顺痰清，其尺脉亦可平复。如细审有兼肾亏者，也必使关寸之脉条达，无痰浊阻滞，方可滋补。否则，尚未等到气血充盛，反而先使痰涎更结。

（2）咳嗽

以咳嗽为例。凡是咳嗽，或因风寒外闭而咳嗽、咳痰，或因风热内客而干咳。如果当作虚损而误用补法，使邪气内伏，反而因为邪气内伏，病情稍有好转。于是医者和病者见治疗有效，皆信以为虚，守方治疗，更进补药。邪气与气血胶结，如油入面，更加难以去除。或邪气郁久动火而吐血，则更认为劳损；或邪火走注，一身皮肉筋脉尽痛，则认为血枯；或肺气窒塞，声闭不出，则认为哑劳。而不知此前并非真虚劳，因滥用补药，致使邪气深伏于体内，郁久暗耗真阴真阳，而后才发展为真虚劳。若为虚损咳嗽，虽然也有发热之证，但咳声无力，两颊常红，尺脉空虚而数，肺脉虚大，并不弦滞。这是由于肾伤水耗，相火上炎犯肺所致。方可用麦冬、天冬、人参、生地黄之属。如果脉虽弦数，肺部沉滞，此为风寒外闭；或肺脉虽大而有力，尺部不虚，是邪郁化火，此皆非虚损，应当清理泄邪。鉴别点在于，外感咳嗽常卒然而至，初起必有恶寒发热之状；虚劳咳嗽渐进而来，二者之间有明显的区别。

（3）吐血

以吐血为例。凡是吐血，原因甚多。或因用力动火，须用和络化瘀、固气调中之法；或因暴怒，气逆动血，须顺气化瘀；或因外邪郁火冲动，或受热邪动血，皆当清邪化瘀。世俗之人多不细辨，一见吐血，率用二冬、二地、阿胶等类。若是因用力及暴怒动血者，得凉润腻补，血虽暂止，但使瘀血凝结于络脉之中。续生新血，不能循行归经，血满则溢，到时又会吐血，吐血后再用补法，病愈后又发作，病越发越重，终致不救。因感受外邪导致吐血，而误用补法者甚多，容易引发多种变证。对于以上误治的案例，章虚谷所遇不可数计。即使竭力救治，能使病人痊愈者十无一二，半愈者十无三四；或者虽然已不吐血，但咳嗽终身不愈；带病延年，已是不幸中之万幸。医者不悟其中道理，自以为是；病者担心自己体虚，甘愿用补药直至死亡，并不思索虚损吐血，总因肝肾同伤，尺脉必然虚动。虽暴怒伤肝，肝脉大而尺脉不虚，既非虚损，其血出于胃络，必当审其所因，以清理化瘀为主。瘀血化则气血和，其血自止；配合饮食调理，渐可复原。

3. 虚补实泻，不可滥用

章虚谷在《医门棒喝》中多次警醒后人，一定要辨证论治，不可因病者畏虚，就滥用补法。如果不明外感六淫邪气之脉证，则实者误补；不明人身阴阳虚实之脉证，则虚者误攻。习惯用补法的医者，不识外邪证治之法，自认为补其正气，正气旺则邪自除，正如君子多小人自退的道理；而习惯用攻法的医者，不知实中夹虚之证治，自认为攻邪就可以救正，邪去则正自复。二者各执一词，似是而非，病者对此也疑惑颇多，不知所从，不得不向鬼神祈祷，而求神药，或用香灰代替药散。章虚谷感叹世人之愚昧，医理明确尚难取信，却寄希望于自己的诚意能够感动鬼神，这也是病人耽误最佳救治时机的主要因素之一。

辨证要首先分清是虚是实，虚实辨证准确，治疗上才不至于有大的偏差。《医门棒喝·卷二·虚损论》指出，正亏为虚，邪盛为实。正虚包括阴虚、阳虚、气虚、血虚。阴阳虚，需要培补肾元，因为阴阳根于肾，肾为一身阴阳之根本。气血虚者，需要调补脾胃，因为脾胃为气血生化之源。邪实者，所感邪气有风、寒、暑、湿、燥、火之不同，受病部位有脏腑、经络、表里之深浅的差异，所以用药也有轻重缓急之别。如果是纯虚之人，单用补法非常容易；如果是纯实之人，单用攻法攻之也并不难。但是纯虚纯实之证少之又少，而虚实错杂之证最为多见。若是正虚夹邪，只用补法，则会使邪气留于体内，不得外出；只用攻法，则因正气亏虚，不耐攻伐，有使正气暴脱之虞。如果不明其中的道理，很容易出现病者药后不愈的情况。所以必须要辨明阴阳气血，何者为虚；经络脏腑，何处受邪，并权衡病情的轻重缓急，正邪的多少，或攻多补少，或攻少补多，随证设法，唯求恰当。这也是为什么古方当中补泻同用、寒热并用者较多的原因，即《黄帝内经》所谓的复方。今时之人，用时方者较多，认为古方既补又泻，既凉又温，立法颇怪，反不敢用，遇到虚实错杂之证，束手无策。这是不明古方组方道理所致。

《医门棒喝·卷二·虚损论》指出，用攻邪之法可以救正，用扶正之法可以祛邪，这是有一定道理的，但必须加以辨别分析，不可混淆。若各执一说，反而害人甚多。举例而言，若风寒之邪初入经络，邪郁在表，身中阳气不伸，故身热头痛。仅用辛温发散之法，使之汗出，则邪随汗解，待身凉而愈。若为热邪内结，腹满坚痛，其人元气不亏，可以用大黄之类攻下，邪去正安。这些都是攻邪之法，使邪去而正自复。如感受风寒之证，虽用发汗法，但邪不能随汗而解，或屡用发汗之法，但并未出汗，反而神气委顿，此为中虚不能胜邪，须用人参、黄芪、当归、白芍之类，补其正气，托邪外出，佐以疏散，则汗出身凉。如果素体肾元亏虚，初感风寒，即入阴经，但寒不热；或厥逆腹痛，下利清谷，当用姜附理中汤之类，以扶元阳，则风寒自去。这些都是通过扶正的方法，正旺则邪自除。以上皆是论风寒之邪，如果是感受暑湿之邪，则又大相径庭。暑湿从口鼻而入，由膜原而走中道，弥漫三焦，所以必须分三焦论治。膜原在肺胃之间，邪入膜原，肺胃皆病。所以感受暑湿之邪初期，即胸闷不食，这是邪在肺胃的表现。病愈后多日，仍然纳谷不馨，可能为余邪隐伏，得食即复发，所以最为缠绵难愈。而风寒之邪在肌表，所以不须禁食，也可以用补法。

汤药入口，必先到胃。感受暑湿初期，邪踞胃口，即使是虚弱之人也不能用补法，补则助其邪，故必先清理邪气。此外，要权衡体质强弱、邪气轻重，来决定用药之缓峻，使邪气传化，正气流行，方可清补兼施。用药之后，对于邪正进退，互相胜负，要细心体会，必使正气渐复，邪气渐消，才可病愈。上述所云补正邪自除、攻邪正自复之法，俱不可用。攻伐之药，若中于病所则病去，若不中病则攻其元气，邪反不去。就好像暑湿无形之邪，虽然满闷，但按之虚软；化其三焦之气，则邪从小便而去，或从汗解。大黄迅利峻下，直走肠胃，如果是有形积滞结于肠胃，按之坚痛，方可使用。如果用之不当，纵使其人本元未亏，邪气由此减轻，元气也受到了攻伐，往往病后体虚难复，更何况本虚之人，恐有性命之忧。而且无形之邪本在半表半里，攻其肠胃则易使表邪乘虚内陷，多成坏证。若不顾伏邪在内而用补法，则邪与气血二者胶着在一起，难分难解，必致缠绵难愈，日久终归不起。故《医门棒喝·卷二·虚损论》云："呜呼！不明至理而偏执一说以自是，则假虚假实之证，未有能治之者。爰辨其概如此，幸明者鉴诸。"

（十一）对方药的见解

1. 对麻桂剂和青龙汤的见解

张仲景在《伤寒论》开篇，就提到太阳伤寒、太阳中风的概念，并分别用麻黄汤和桂枝汤治疗。后世医家由此总结出寒伤营、风伤卫的观点。虽然张仲景以营卫风寒立法，但是如果不能辨析精微，反而失了张仲景本意。

章虚谷认为，寒为阴邪，其性收引凝涩，卫阳在肌表起到护卫的作用；感受寒邪之后，卫阳被窒，腠理闭而无汗，怎么能不伤卫呢？风为阳邪，其性疏泄，营阴被扰，使津泄而汗出，怎么能不伤营呢？况且六气常相兼为病，寒邪侵袭，必夹杂风邪，寒多则风从寒凝敛的特性而无汗；风邪侵袭必夹杂寒邪，风多则寒从风疏泄的特性而汗出，所以张仲景常以伤寒、中风互辞表义。

《伤寒论·辨阳明病脉证并治》第235条云："阳明病，脉浮。无汗而喘者，发汗则愈，宜麻黄汤。"第231条云："阳明中风，脉弦浮大，而短气，腹都满，胁下及心痛，久按之气不通，鼻干，不得汗，嗜卧，一身及面目悉黄，小便难，有潮热……耳前后肿。刺之小差，外不解。病过十日，脉续浮者，与小柴胡汤。"第232条云："脉但浮无余证者，与麻黄汤。"章虚谷在《医门棒喝·卷二·麻桂青龙汤解》中指出，此条本是阳明兼少阳证，故宜小柴胡汤和解。若脉但浮，无余证者，无少阳证，而用麻黄汤发汗。以上两条，既曰阳明，又曰中风，俱用麻黄汤，可见麻黄汤，并非仅治寒伤营，又可治中风而无汗，又可治风必夹寒。第234条云："阳明病，脉迟，汗出多，微恶寒者，表未解也，可发汗，宜桂枝汤。"第276条云："太阴病，脉浮者，可发汗，宜桂枝汤。"阳明太阴，属于肌肉，不像太阳经可分营卫，此处或用麻黄汤，或用桂枝汤。由此可见桂枝汤，并非仅可治风伤卫。

《医门棒喝·卷二·麻桂青龙汤解》论述到，《伤寒论》第38条"太阳中风，脉浮紧，发热恶寒，身疼痛，不汗出而烦躁者，大青龙汤主之"。第39条"伤寒，脉浮缓，身不疼，但重，乍有轻时，无少阴证者，大青龙汤发之"。据《伤寒论》论中风、伤寒主证的原文，脉缓汗出者，名中风；脉紧无汗者，为伤寒。今言太阳中风而脉浮紧，又言伤寒而脉浮缓，皆无汗烦躁，正是表风必夹寒、寒必夹风之证治。风为阳邪，其性疏泄，脉应缓而汗出，但因为夹有寒邪，其性凝敛，所以壅闭营卫不得汗，使阳邪内扰心肺而烦躁，这是由于营气通于心、卫通于肺的缘故。又言伤寒而脉浮缓，是因为夹有风邪的原因。阴邪凝滞气血，身当疼痛，今夹有阳邪，故不疼，但重，重者阴胜而乍有轻时，轻时即是阳胜之时，此阴阳两邪互持不解，所以烦躁而无汗。少阴篇也有烦躁身重之证，不头痛，脉微细或下利腹痛，此时当用干姜、附子温经，断不可误投大青龙汤。如果不见少阴证而烦躁，是阳邪内扰心肺；身重者，是阴邪外闭营卫，与上条同为太阳经风寒两伤营卫之证，故均用大青龙汤。因为是风邪与寒邪夹杂伤人，所以合用麻、桂两法，去芍药之酸涩，易石膏之辛寒，内清心肺阳邪之扰，外解营卫阴邪之闭。经脉流通，津液周布，使邪气随汗出而解。若内无阳邪之扰，而有水气作逆，则去石膏之寒，易干姜、半夏、细辛之温，通阳逐饮，表里分疏；不取其大汗，故名小青龙汤，是大青龙汤的变证。

　　章虚谷认为麻黄汤、桂枝汤法，为风寒初犯太阳的证治纲领，辨证要点在于有汗无汗。故《医门棒喝·卷二·麻桂青龙汤解》云："须知麻桂两大法门，为风寒初犯太阳证治纲领，要在辨其有汗无汗。"有汗不得用麻黄汤，因麻黄汤发散之力过猛；如已经汗出，更发其汗，必致大汗亡阳；无汗不得用桂枝汤，因桂枝汤中有芍药收敛，如本无汗出，再用酸敛之，会使桂枝药力减弱，不能疏散表邪。但有一点值得注意，张仲景在创立麻黄杏仁甘草石膏汤时，提到"发汗后或下后不可更行桂枝汤，若汗出而喘无大热者，可与麻黄杏仁甘草石膏汤"，此处是因伏邪窒塞肺气而喘，故用麻黄开肺窍，佐杏仁降气，甘草、石膏清热养津；虽有汗出，麻黄不能伤其表，此张仲景用法变化之妙，以有汗、无汗区分麻黄汤、桂枝汤用法，可见是针对风寒初感时而言，不可拘泥于一端。

2. 对药性阴阳的见解

章虚谷在《医门棒喝·卷二·方制要妙论》中论述到，《黄帝内经》有七方之制，即大、小、缓、急、奇、偶、复；徐之才推广其义，设为十剂，即宣、通、补、泻、轻、重、滑、涩、燥、湿。张仲景所著《伤寒杂病论》，为方书之祖，其制方之妙，更有出于七方十剂之外者。其制方巧妙之处，在于药性气味、配合制度，内蕴阴阳五行之理。药性有四：寒为阴，热为阳，温为少阳，凉为少阴。气有五：气腐走肾，肾属水；气臊走肝，肝属木；气焦走心，心属火；气香走脾，脾属土；气腥走肺，肺属金。味有六：咸先入肾、酸先入肝、苦先入心、甘先入脾、辛先入肺，淡无五味，故不入五脏，而走肠胃三焦，具有化气利水的作用。

《医门棒喝·卷二·方制要妙论》进一步从阴阳五行及经络理论探讨方药规律。人禀阴阳五行之气以生，气有偏颇则病。药得阴阳五行之偏，才能以偏治偏，必归于平而后愈。若不明阴阳五行之理、药性气味之殊，配合制度，未得其法，则与病情相违背。以人身分阴阳，脏腑在内为阴，躯壳包外为阳；以气血分阴阳，则血为阴，气为阳；以营卫分阴阳，则营为阴，卫为阳；以脏腑分阴阳，则脏为阴，腑为阳；以躯壳分阴阳，则浅深层次而有六经。其极表在皮腠间为太阳，稍深在肌肉间为阳明，又近筋骨间为少阳，又进为太阴，为少阴，为厥阴。厥阴为六经之极里。但躯壳与脏腑本来是相关联的，并非完全隔断，所以太阳经内通膀胱小肠之腑，而皮腠属于肺脏；阳明经内通大肠胃腑，而肌肉属于脾脏；少阳经内通三焦胆腑，而筋属肝脏、骨属肾脏；太阴经内通脾肺脏；少阴经内通心肾脏；厥阴经内通心包肝脏。

《医门棒喝·卷二·方制要妙论》中，以天人相应理论为依据，阐述药物的升降浮沉之理。人与万物同禀阴阳五行之气，所以药性偏阴者，能入人身阴分；阳者，入人身阳分，各从其类。药之气为阳，味为阴，气味又各有阴阳。气焦香为阳，腥腐臊为阴；味辛甘淡为阳，咸苦酸为阴。阳性动而升浮，正所谓本乎天者亲上；阴性静而沉降，正所谓本乎地者亲下。升浮之力有厚薄，入于人身则有浅深不同，所以有入太阳、阳明、少阳、太阴、少阴、厥阴经之分。沉降之力有轻重，所以或入于腑，或入于脏，并非一定。药物升浮兼有温热之性，则走表力猛而发泄，这也正是麻黄汤能治阴寒外闭证的原因所在；药物沉降兼有寒凉之性，则走里迅急而通利，这也正是承气汤能破邪热内结的缘故。所以，麻黄汤专用其气，取性之温热以治寒；承气汤专用其味，取性之寒凉以治热。

《医门棒喝·卷二·方制要妙论》中，又以张仲景之泻心汤为例进行用药分析。阴寒之邪，如在人身阳分，就要用走人身阳分的阳药，来治疗阴邪；阳热之邪，如果在人身阴分，就要用走人身阴分的阴药，来治疗阳邪。如果既不是阴寒外闭，又不是阳热内结，而是邪正混淆，阴阳否隔，导致中满者，则要用生姜、干姜温热而升浮，通其清阳；以黄连、黄芩寒凉而沉降，破其浊阴；使阴阳通和，才能邪去正安。这正是张仲景泻心汤能治痞满的原因。生姜、干姜味厚，不如麻黄、桂枝之类味薄轻扬；其虽升浮，但并不走表，又以黄芩、黄连沉降之力制约，所以为表之里药。黄芩、黄连气味清，不及大黄之味厚质重，其虽沉降，但并不迅利。又以生姜、干姜升浮之力行之，所以为里之表药。表之里，里之表，正合乎中。邪不在表，又不在里，不宜表里之法，只能调转阴阳枢纽，使否变成泰。所以用黄芩、黄连之寒，生姜、干姜之热，二者均之，适得其平。如若素体阳盛热多之人，用生姜、干姜之热，恐助邪势；而黄芩、黄连的沉降之性，又不足以开泄浊邪。所以别出心裁，不用生姜、干姜，仅以黄芩易大黄，气香而迅利，以开浊邪。但大黄味厚，下行急速，中道之邪仍留不尽，所以不用煎法，以汤渍取汁，则味不出，使气厚味薄，味薄则下行缓，气厚则上浮以泄邪，所以名之为大黄黄连泻心汤，而不名承气汤。如果邪热虽盛，元阳又亏，畏寒汗出，补泻两难，可以大黄、黄芩、黄连，渍取其汁，峻泄中上之邪，别煎附子汁，和入以扶元阳。附子煎熟，能迅速达于肾经，不碍于上；三黄生汁泻上力多，不伤于下，扶阳泄邪，一举两得。欲用其气，又碍于味厚，所以不用煎法，选择渍取其汁。观此数方之妙，可知各方变化，无不以药性气味之阴阳，合乎人身表里阴阳虚实寒热。由此可以看出，张仲景心思缜密，机圆法活，值得后世医家学习。

章虚谷在《医门棒喝·卷二·方制要妙论》中指出，药性气味虽同，而有厚薄不同，则功力各异；病因、症状虽同，体质强弱不同，治法上也有区别，这就是一味药可以治多种疾病，一种疾病又不拘泥于一味药可以治疗的缘故。医者必须明确阴阳五行变化之理，审病之阴阳虚实，权衡药性气味之轻重厚薄，配合制度以成方，才能使方药发挥疗效。明确这个道理，再回过头来看张仲景的方子，才能领会其配伍的奥妙。如泻心汤、乌梅丸、白通加人尿猪胆汁汤等，附子与大黄同用，寒热补泻，错杂并陈，则一以贯之，自无夹杂之疑惑。

3. 对叶天士方药的理解

章虚谷在《医门棒喝·卷二·方制要妙论》中论述到，后代名家制方不计其数，但相对于张仲景组方之精妙，大多只能望其项背。章虚谷对叶天士尤其推崇，并认为只有叶天士领会了张仲景的本意，故《医门棒喝·卷二·方制要妙论》云："唯近贤叶天士先生实传仲圣之心印，惜乎识之者尤希。"章虚谷还论述到，有人质疑叶天士善用西瓜翠衣、金银花露等品，而无大黄之方，所以认为叶天士不能治伤寒。殊不知《素问·至真要大论》云："近而奇偶，制小其服；远而奇偶，制大其服。"又云："因其轻而扬之，因其重而减之。"是言气味轻清者，能发扬人身之清阳；气味厚重者，能减除人身之浊邪。人身有表里浅深层次，病有浅近深远不同，所以制方有大小轻重之别。"十剂"之说认为，轻可去实。实者，非坚实之实，是清阳不舒，自觉肢体板实之意。轻清之药，最能舒阳，如轻风乍拂，万物以和。结合当时所处年代及地理环境，吴人气质薄弱，略感微邪即病，体质虚弱，不耐重药攻伐；病邪较浅，只能用小剂量药物，这就是为何叶天士多用轻清小剂，即便有里邪也不用具有厚重之味的大黄的原因。但是即使身处同样的年代及气候环境，并非所有人都体质薄弱，也有素体强壮之人。在当时历史条件下，患者较多，名医较少，叶天士身为著名的医生常常应接不暇，往往治疗的病人都是经过他人诊治，病情未见好转，或病情危重之人，即使素体强壮，但病程较长，病势已深，断不能再用重药攻伐。如果是表证，叶天士明确医理，治法妥善，随药而愈，必然不会使病邪内传而变成里证，所以绝无用大黄之方。虽然方中并无大黄，但是立方的法则却有承气之法在其中，这也正是叶天士制方权宜变化的地方，亦即必须要使药性气味的阴阳厚薄，与病情的阴阳虚实相一致。有是证则用是药，无是证则不用是药，不能拘泥于古方而不知变通。

《医门棒喝·卷二·方制要妙论》中还论述到，叶天士生平无暇著作以垂教，仅存临证病案流于世间。从叶天士的医案来看，所记载的方药有与先贤出入的地方，但是法则仍是遵循医理，随证化裁。在组方之时，充分考虑到地理环境及人体体质的影响，即使借鉴前人之方，也因时、因地、因人而异，了解药物之间气味阴阳配合之理，遵循中医辨证论治的理念遣方用药。

4. 瓜蒌实与瓜蒌仁不可混用

瓜蒌，本名栝楼，是甘凉滑润之品，具有润肺、止咳、消痰火郁结的作用，皆取之凉润之性。因其甘凉滋润，故又能生津止渴，适用于燥、火二气所致疾病，若感受寒湿之邪则不可使用。本草书中记载，瓜蒌能涤荡胸中痰腻，也是指燥、火二气郁蒸津液所成之痰，非湿蕴之痰，此不可不辨也。

　　章虚谷在《医门棒喝·卷四·蒌仁辨（兼论痢疾证治）》中论述到，古方所用瓜蒌，皆为瓜蒌实，没有单用瓜蒌仁者。因为瓜蒌仁多油，据本草书记载，熬取其油可以点灯，由此可知此物油重。油重则不但不能涤荡胸中痰腻，反而会滋其痰腻。后世有将其油去净，名蒌霜，用以治疗阴虚肠燥痰火之病，也极少见有用瓜蒌仁者。章虚谷曾涉历南北各省数十年，只见过绍兴之人治疗温暑湿热痢疾等病证时，多用瓜蒌仁，不知始自何人，相习成风。章虚谷深以为怪，推求其原因，是由于汪昂所著《本草备要》中，误将瓜蒌实当作瓜蒌仁，竟不考察古方所用是瓜蒌实而非瓜蒌仁。又有《本草从新》，其自序云："即取《备要》而重订之。"所以，也是把瓜蒌实当作了瓜蒌仁，因此以讹传讹。这两本书为当世所盛行，读者遵从书中所言，不加辨别，所以相率效用。

　　《医门棒喝·卷四·蒌仁辨（兼论痢疾证治）》论述到，湿热之邪，黏滞难化，必须使用芳香苦辛之品，使之开泄疏通，而后阳气得伸，邪始解散。从地理位置来看，大江以南多湿，所以温暑等证夹湿者十之八九。舌苔虽黄而必滑，此湿邪之明证。湿邪壅遏，三焦气化不宣，多导致二便不利。用芳香开泄之药，使三焦气行，其便自通，正所谓"治湿不利小便，非其治也"。若见大便不解，不知开泄，而用瓜蒌仁，欲滑肠通便，却不知瓜蒌仁甘凉油润，凉不足以去热，油润又助湿邪，甘更壅气，故不能治疗湿邪所致疾病，反而有碍脾胃运化。如果遇到脾气虚滑之人，虽然大便得解，但湿热之邪也因此内陷，因为瓜蒌仁只能滑肠，不能开泄湿热，所以导致清阳不振。在上则胃闭不食，在下则滑利不休，变证多端，或致昏沉，不省人事，此种情况屡见不鲜。这些均是《本草备要》不考究古方之误所致。

5. 瓜蒌仁不可治痢疾

痢疾之病，或由于内伤饮食，或由于感受外界六淫之气，病因不一，必当随证审察。如用瓜蒌仁之类通泄大便，并无祛邪之能，反有败胃之害。夏秋之季，暑湿之邪较重，壅闭胃口，绝不思食，名为噤口痢者，最为危险。倘若用瓜蒌仁，更败其胃，危害尤甚焉。有人质疑本草书中言瓜蒌仁可治赤白痢，为何如今却说不可用？章虚谷在《医门棒喝·卷四·蒌仁辨（兼论痢疾证治）》中论述到，读书必须明其理，不可以辞害意。如果是《本草备要》《本草从新》等书的记载，不可为凭。《本草纲目·卷十八上·栝楼》中记载："瓜蒌子炒用，补虚劳，口干，润心肺，治吐血，肠风泻血，赤白痢，手面皱。"既然说能补虚劳，就不能祛邪破积。滋口干，润心肺，是因为其为甘凉滋润之品。至于"吐血，肠风泻血，手面皱"等，皆为风火燥邪之病，所以应该用甘凉滋润之品。由此观之，赤白痢是由于风火逼迫，肠胃脂血下注所致，并非湿热积滞所致痢疾。不可不明其理，一概混用。

《医门棒喝·卷四·蒌仁辨（兼论痢疾证治）》就蒌仁治痢疾进行探讨。"古云滑可去着，痢疾积滞，便结不畅，用蒌仁以滑肠，是亦一法，何云概不可用？"章虚谷认为，痢疾之所以结滞，是由于邪气与食积凝聚所致。凝聚不行的原因，在于脾气运化失司。邪结在腑，其伤在脏。邪结为实，正伤为虚。腑实脏虚，故为重病。《素问·五脏别论》云："五脏者，藏精气而不泻……六腑者，传化物而不藏。"所以，脏应实，实则气旺，能运化周流；腑应虚，虚则通畅无积滞之患。如今虚者反实，实者反虚，气化运行失常，阴阳否塞，岂不有所危害？而且肾司开阖，二便为肾之门户。肾伤而开阖失度，则便下不禁。脾主运化，能为胃行其津液。脾伤则转运不前，"津液下溜，积垢停滞"，所以虽然便下不禁，但又涩滞不畅，这就是痢疾又名滞下的由来。痢疾初起之时，轻者开泄外邪以化积，重者兼用大黄以破滞，宣通腑气，振奋脏气。如果邪气重而脏气本弱，难以施用攻夺之法。或患病日久，元气已伤，邪积仍结，此时应在清理邪气的同时，兼扶脾胃，助其运化，使积滞流行。邪结日深，元气日削，无不危矣。如果不知病情的本来面目，仅用瓜蒌仁油润气味以治之，则胃先受伤；虽然能滑肠，但是不能化积；肠滑则便下更多，脂液日耗；脾肾越虚，更无运化之力；使邪气滞留体内，胶固更深，又会增加病情的严重程度。章虚谷曾见过痢疾日久，濒临死亡之人，每日便下数十遍，腹痛不止。查其所服方药，无不重用瓜蒌仁。由此可见，脏气已败，而邪气依然滞留在腑。要知道腑气流通，全依赖脏气的鼓运。如不明腑实脏虚之理、虚实寒热之殊，而以瓜蒌仁为君，佐以木香、黄连、槟榔、枳实等破气消积之品，为治痢通套之法，恐害人甚多。

《医门棒喝·卷四·蒌仁辨（兼论痢疾证治）》中，对小儿痢疾进行分析，指出小儿生机蓬勃，发育迅速，若是小儿患痢疾，其脏虚并非平日之虚损。五脏皆禀气于胃，今邪气结于肠胃，谷入减少，胃气精微，下注不休，五脏无气以养，则日渐虚弱。因其腑实，所以脏虚，尤其脾、肾二脏受伤最为严重，无论是儿童还是成人，皆是如此。若为素体脏气虚弱之人，危害更重。

章虚谷在《医门棒喝·卷四·蒌仁辨（兼论痢疾证治）》中，对上述时弊进行批评，并对张仲景之方进行参悟。章虚谷认为，世俗之人欲图稳当，见痢疾邪气积重之人，认为虚人不任攻夺，不敢用大黄，而用瓜蒌仁代之，以为较为稳当。有时医生未用，而病家却多要求用，以致相习成风。殊不知瓜蒌仁的性味与大黄不同。大黄气香，能解秽开胃；性寒，能清邪热；味苦化燥，而能祛湿；其力峻猛，直下肠胃，能破积滞。所以虚人夹有积滞，可以少用大黄以退病。昔人有将大黄与人参、白术、干姜、附子等并用者，正是虚人治法，若以瓜蒌仁代之，反败其胃。所以痢疾门中古方，多有用大黄，绝无用瓜蒌仁者。可惜医者不审药物之间气味之差，不知古法药方配伍，听从病人安排，不加思辨，积习相沿，牢不可破，使病者不治而亡。总而言之，瓜蒌仁之气味，与脾胃大不相宜。对于温暑等病，固不当用；而痢疾脾胃俱困，若用之其害更大。如痢疾病程已久，脾肾两伤，应当大培本元，但仍需要兼化积滞，利其胃气；中宫转运，饮食渐加，便下渐少，方有生机。章虚谷曾多次见到久痢虚证之人邪积未清之时，便用桂附八味、人参五味等呆补之法，终归无济于事，指出这是由于不明脏虚腑实之理的原因。所以治痢，温凉补泻之法均可使用，变化随宜，当辨证施治。观张仲景乌梅丸方下注云：治久痢。其药寒热补泻，酸苦甘辛，错杂并陈。若能参悟其中的道理，将之用于治痢之道，思过半矣。张仲景被称为医圣，为立方之祖，能用其法，效如桴鼓。然浅见之人，反认为其方夹杂，多不敢服，此医道之所以难言，而危证之不免益危。

　　章虚谷指出这些弊端，并非为了追究孰是孰非，而是为了补救将来，使世人不至于再犯类似的错误。

（十二）严谨行医，方为良医

　　章虚谷在《医门棒喝·卷四·医病须知》中告诫医者，治病必须要本着严谨的态度，最忌讳杂乱无章。医理深奥微妙，病情变幻莫测，如果没有深思力学，阅历多年，尚不能辨析明确。辨证不明，则认识不定；认识不定，用药尝试而能拯救危难重症，是非常困难的。若加之旁人议论纷纷，对治法方药存在不同认识，致使病者惶惑无主；当服之药，反不敢服；不当服者，乱投杂试。虽然，其中可能有医术高明之人，但若救治不及时，也难以使患者转危为安，待到患者不治而亡，遂互相怪罪。病家不知医理，则是非莫辨，不知将罪责归咎于谁。所谓筑室道旁，三年不成，发言盈庭，谁执其咎，固为医家所大忌。因与性命相关，如果不知此弊，危害颇深。

　　章虚谷在《医门棒喝·卷四·医病须知》中警醒世人，要在平日观察辨别医生的优劣，对于医术不精之人，万万不能听信其言，免致掣肘；对于医术精湛之人，要笃信不疑，专任不贰，这样对方才能全力以赴来救治疾病。治病的道理，与治国相似，若非专任，则不能责其功效。所以，选择医生要仔细谨慎，不要在临病之时才选择医生。如果平日没有遇见医术高明的医生，临病之时一定要小心谨慎，不要见到峻猛之药就害怕而不敢用，以为平淡之药稳当，屡服不疑。殊不知病情危笃之时，非峻猛之药不能起疗效，若药与证不相合，虽然为平淡之品，也能害人。即使药与证相对，或病重药轻，未即刻见到效果，就心生质疑，另进他药以误事；或病轻药重，病邪未退，正气先伤，变幻诸证以致病危。又如，虚病似实之人，应该用补药却不敢服；实病似虚之人，应该用泻药却不敢投。因循规蹈矩，胆小怕事，坐失时机，导致病程迁延，日久不愈，遂致不起。种种弊端，难以言尽。若不明此理，临病之时惑于杂论，似乎是详细谨慎，却不知危害巨大。

章虚谷在《医门棒喝·卷四·医病须知》中批判世俗。病情变幻难测，虽然身为习医之人，仍然会有毫厘千里之谬，更何况不识病情，仅凭一方一药就行医之人，认为某药可用，某药不可用，用之不灵，疑惑更甚。于是求神占卜，驱鬼叫魂，扰攘不息，使病者无片刻之宁，直至最后不治而亡卒。此皆是由于平日不知选择值得信任的高明医生所致。临病之时，更加张皇失措，事后悲伤，终不悟其所由。章虚谷所见因此受害者甚多，目击心伤，莫能挽救，于是棒喝世人以此为戒。

章虚谷在《医门棒喝·卷四·医称小道》中指出："天下无二道，自格致诚正，而至参天地赞化育，岂不为儒者之大道乎？"人禀天地之气化而生，凡八风之来，六气之变，皆能导致疾病的发生。虽具参赞之能，而猝婴非常之疾，气血溃乱，性命卒不能留；所谓大道者，亦不可恃，故夫子有斯人斯疾之叹。《黄帝内经》首先言明人生禀赋之源，阴阳五行之理，八风六气之变，疾病治疗之方；后世贤才相继阐发各自的学术观点，殆无遗蕴。医生存在的意义，就是为了守护生命，抵御疾病对人体造成的威胁，若追根溯源，实与儒家哲理相一致，所以称为儒医。儒者治国，医者治身，治国为大，治身为小，二者之间确实有相须之道。若无格致诚正之学，则性理不明，国不可治；若无治疗疾病的药石之方，则寿命不固，身不能保。治国虽大，保身犹先。如果没有一个健康的身体，又将如何治理一个国家？由是言之，将医学称之为小道，并非藐视之意，以其实卫于大道而不可阙，故称之为小道，而与大道同源。可惜的是，自从朱子开始将医称为贱役，世俗忘其为性命之所系而轻贱之，只把富贵看作是重要的，以至于生命垂危，空留一些财富。故张仲景曰："当今居世之士，曾不留神医药，精究方术，上以疗君亲之疾，下以救贫贱之厄，中以保身长全，以养其生。但竞逐荣势，企踵权豪，孜孜汲汲，唯名利是务，崇饰其末，忽弃其本，华其外而悴其内。皮之不存，毛将安附焉？卒然遭邪风之气，婴非常之疾，患及祸至，而方震栗；降志屈节，钦望巫祝，告穷归天，束手受败。赍百年之寿命，持至贵之重器，委付凡医，恣其所措。咄嗟呜呼！厥身已毙，神明消灭，变为异物，幽潜重泉，徒为啼泣。痛夫！举世昏迷，莫能觉悟，不惜其命。若是轻生，彼何荣势之云哉？"（《伤寒杂病论·自序》）观张仲景之论，可谓是详尽其理。汉代之时，人情已然如此。若行医之人，不知自己身上肩负着救世济人的重大责任，不深究医理，或不自重，周旋于世故之间，唯利是图，则为世人所轻鄙。

章虚谷

临证经验

医案分析

章虚谷不仅对各种有争议的医论提出自己的见解，还将自己的学术思想应用于临床，著于《医门棒喝》的附治案中。其敢于不随波逐流，可谓是后世医家的典范。

（一）暑邪案

案例1

丁亥六月，城中东桑桥，周小梅先生夫人感暑邪。身热五日，始延李先生，服疏散药一剂，次日热更甚。病者疑焉，另换别医。问得大便数日不解，即用大黄数钱，鲜生地尤重，同柴胡、厚朴等服之。便下两次，病人自觉爽快，唯晡时发冷，黄昏发热，直至天明方休，彻夜不寐。其令郎书源兄，邀余诊视。述知病由，余曰：暑为火湿合化，湿系阴邪，遏热不达。李先生用疏散，则湿开热透，并不错误，乃反误投下剂，使邪陷入阴，故夜热而昼不热，则病势重矣。邪既入阴，欲其转阳甚难。只可转其机枢，兼从阴分清其邪热。乃用草果、苍术、厚朴，醒脾开湿，以透膜原；柴胡转少阳之枢；青蒿、鳖甲、知母、黄柏清阴分之热。服两日不效。其脉虚软无力，口甚渴，饮茶不绝，腹满，大小便皆不利，粒米不进，稍饮米汤，口即作酸。此中气大伤，乃于前方去知母、黄柏，加党参。又服两日，小便稍利，诸证不减，脉软少神。余曰：不进谷食，已十二日矣，再延数日，胃气绝，则不可救。因其脾肾两伤，元气无权，三焦气化失司，邪反内闭。盖肾伤无开阖之力，则便阻；脾伤而转运不前，则腹满；阳既委顿，则津液不升，故渴甚。非用附子、干姜，大助其阳，则邪终不化。乃用党参、草果、苍术、厚朴、附子、干姜、生姜、乌梅、白芍，稍加黄连。服两日，腹满减，而便下溏粪如胶浆，略进稀粥。又服两日，腹满消，而粥食大进，小溲亦长。唯夜热如故，冷则无矣。余曰：此湿已化，但有热邪。乃于前方去附子、乌梅，加知母三钱、生石膏五钱，服两日其热全退。即用清补调理而安。

按：此案是病人感受暑邪，因医者误用攻下之法，导致邪陷入阴分，出现夜热昼冷的临床表现。暑邪为阳邪，具有易升散、耗气伤津、易夹湿的致病特点。所以，病位在阳分时治疗较为容易，病陷入阴分则治疗困难。章虚谷仔细分析了病情之后，一诊采用转机枢的方法，使邪气由阴分转出阳分，处方以达原饮和青蒿鳖甲汤加减化裁；既清阴分之热，又开达膜原，转少阳之枢，使邪气由里出表。二诊时患者饮食难进，二便不通，脉虚软无力，此为胃气大伤之征象。所以，在前方中，去掉苦寒之知母、黄柏，防止更伤胃气，并加党参以健脾益气。三诊时患者症状仍未有明显的好转，脉象上也呈现出少神之象，考虑到病情缠绵，脾肾两虚，阳气不振，此时只能给予温阳药助其阳才能驱邪外出，故在二诊方基础上加大辛大热之附子、干姜以温其阳，加生姜辛以散寒，加乌梅、白芍敛其阴液，稍加黄连清其热。药后饮食增进，二便通畅，且大便稀溏如胶浆状，提示湿邪已除。仍有夜晚身热的情况，则说明仍有余热未清。所以，在前方当中去辛热之附子及酸敛之乌梅，加石膏、知母清热。药后病愈。

章虚谷在用干姜、附子治疗本案患者时，很多同道中人持不同意见。这是由于当时的时代背景所致，大多人云亦云，丝毫没有自己的主见，崇尚时方，将经典抛诸于脑后，每每造成误治，害人不浅。章虚谷对此现象多有批判，故在书中屡屡强调《黄帝内经》《伤寒论》等经典的重要性，此案就是根据张仲景泻心汤、乌梅丸的治法化裁而来，方救治病人于危难之间。

案例2

余在粤时，有肖山何先生，夏月不爽，自谓受暑。食西瓜一大枚，又服凉药数帖。后无所苦，唯胃不开，每日强饮薄粥一二钟，甚无味。尚行动自如，小便淡黄，大便干，多日不解。胸腹无胀闷，面色如常，舌红而光无苔，酷似胃阴不足，但不喜汤饮。脉则浮中皆无，按之至骨，萦萦如蛛丝而已。医者犹言有火而进凉药。余曰，此证固非火邪；舌虽光，不欲汤饮，亦非胃阴不足。脉微如是，元阳大亏。幸而小便淡黄，大便坚固，肾气略为有根，若再服凉药必死。遂用附子理中汤，去术，加当归、桂枝以养荣。数剂后毫无效验。又去桂枝，加肉桂、吴萸、黄芪等。连服十余剂，依然如故，唯脉似成条，沉细如发，出大便些许，仍干。又进前药十余剂，共服大热药已三十余剂，仍复如此。余细思其小便通，大便干，则肾元未绝，何以胃总不开！令停药四五日以观之，亦只如是。百味烹调皆不喜，粥亦勉强而饮，行动如常。余乃屏去热药，重用鹿角胶，佐枸杞、当归、参、芪、苁蓉、广皮等，温润养阳。连服十剂，始觉脉形稍粗，饮食略加。又服十剂，其胃始开，脉亦渐充。其间二十余日，不出大便，胃开后，大便一二日即解。其人反软弱卧床，不能起坐。又养半月，始得下床。

按：本案患者受暑之后，自行食用西瓜，并服用了多剂凉药，以期缓解症状。但当下除没有食欲外，其他并无明显不适，舌光红无苔。对于这类舌象，许多医家会以胃阴虚论治，但是对于该患者，章虚谷诊其脉，发现脉沉细如丝。张仲景曾提到："脉萦萦如蜘蛛丝者，阳气衰也。"(《伤寒论·辨脉法第一》)该患者本来就是面白气虚之人，年过五旬见此脉，说明阳气已极度衰竭，故用附子理中汤加减温补中阳。药后无变化，又在原方基础上加肉桂、吴茱萸、黄芪等温阳益气，无变化。这说明阳气虚衰已接近枯竭，所以服用三十多剂补阳之药，脉象仍然没有变化。故去掉热药，改服补益精血的鹿角胶等进行施治，脉象才开始有起色。这是因为鹿角扶阳速度最快，功效远胜于桂、附。此患者元气极度衰竭，必须依赖血肉有情之品才能奏效。由此，章虚谷提示医者，在辨证正确的情况下，即使患者服药后没有起色，也不要随意更改治疗原则，也可能是病重药轻所致；要坚持正确判断，细致辨析脉证，正确立法遣方用药。

章虚谷还对本案用药的寒热之法进行了深入分析。一般认为温暑之邪，必用凉解。但是，如果患者为体盛色白，或不白而肌松者，那么其本质属阳虚，即使感受热邪，往往使用凉药也会无效。这是因为，患者阳虚，凉药入口，中气先馁，不能运药驱邪的缘故。章虚谷认为此时舌诊是关键，患者舌虽边黄，中必自滑，此乃热邪外受，中却虚寒的病机所致。须先用辛温通阳，使中阳振，舌心亦黄，再用凉药即解。如兼厚腻舌苔者，此热伏湿中，尤当先用辛温开湿，不可用寒凉之品。故章虚谷在案中论述道："倘见其热甚，骤用大凉，遏其湿而火反伏，必淹缠难愈。或作洞泻，则湿去一半，火邪内陷，变证百出，不可不知。"

案例3

又有一面白体盛人，夏月患暑温，服凉解数帖而愈，以邪轻故也。旬日复感，自服苏合丸，覆被发汗，津液大泄，热邪内陷。又兼少年多欲，其脉空数无根，余告以难治。盖苏合丸中冰麝等，辛温走窜，治寒尚可，温暑大忌也。勉进甘凉薄味之药，养阴和阳。四五日，脉象稍转，而尺部甚空。身热不退，夜则谵语，天明即清。舌有薄苔，边淡黄，中白滑。每日饮粥二三碗，如是十余日病不增减。药稍疏利，则委顿不堪；稍补助，则邪热愈炽。余不能治，病家笃信，不肯更医。一日因换床起动，即大汗口开，眼闭欲脱。余急视之，几如死状。细审脉象，虽虚数无神，尚不至于即脱。因思其二便尚通，能进粥食，胃气未绝，胸腹不胀，则腑气无碍。正气欲脱，不得不先扶本元。且因多欲肾亏，而粤东木火之地，肝风易炽，常多痉厥。故参不能用，恐助虚阳上越，则下元根脱。乃用熟地一两二钱、附子四钱、厚朴二钱，合二陈汤如数，煎一大碗。黄昏时服一半，即熟寐。

二更醒后又服一半，亦无所觉。子后仍呓语，天明即清。余视之，脉稍有神而加数，舌苔中心亦黄，胸腹仍宽，能进粥食。乃用白虎汤，加细生地等，连服数日，脉渐好，粥稍加。唯身热不退，夜仍谵语，左关独滞且沉。因思昼清夜昏，为热入血室，血室厥阴所主，故左关独滞。而仲圣有刺期门之法，是邪结血分也。余不知刺法，乃用归须、赤芍、新绛、青蒿、鳖甲、柴胡、黄芩、细生地之类五六服，全然不效，此时已一月有二日矣。因病家笃信不获辞，药总不效，彻夜思之，未得其理。倦极而寐，醒后忽记来复丹方中有灵脂，专入厥阴。暑湿浊邪，与伤寒不同，故前药不效。灵脂以浊攻浊，兼有硝磺，直达至阴，助本元以祛邪，必当奏功。遂于前方去柴胡，送来复丹一钱，果然神效。夜即安睡至晓，而无谵语。又连进三服，身热即退，忽解小便甚长，色深碧，稠如胶浆，病家惊疑询余。余曰，此病根除矣。因其少年多欲，湿热之邪，乘虚陷入肝肾，故与伤寒之热入血室，病同而邪不同。邪不同，故药力不能胜邪，则不效。此来复丹，以浊攻浊，所以神效也。所谓有是病，必用是药，此见医理幽微，难测如是，即进补剂而愈。

按：本案患者也是面白体盛之人，在夏季感受暑温之邪，因为病情较轻，所以服用数剂凉解之药便得以痊愈。不久再次感邪，自行服用苏合丸发汗；汗出过多，热邪内陷；又加之房劳过度，脉空数无根，提示为肾气将绝之象。章虚谷对于此等难治病证，首先给予甘凉薄味之药以养阴和阳。后由于患者身体过于虚弱，起身活动时出现欲脱之象，故以先扶本元为主，以熟地填补肾精，附子大振其阳，厚朴行气除满，防止滋腻之药碍脾胃之运化。药后脉稍有神，舌苔中心仍黄，提示内热未清，故用白虎汤加细生地清热养阴。药后病情逐渐好转，但身热、谵语仍在，左关独滞且沉。章虚谷结合脉象分析，认为是热入血室之故。血室为至阴之地，卫气昼行于阳分，夜行于阴分；昼当阳旺之时，心神自清，至夜晚卫气入于阴，与邪气相争，就会扰动神魂，发为谵语。肝藏血，血舍魂，所以对于热入血室者，应当从肝论治。张仲景有刺期门之法，期门为肝之募穴，对应到中药的运用上，也当以治肝为主，故用青蒿鳖甲汤化裁，以祛血分之邪。药后症状未改善，章虚谷仔细考虑患者病情，发觉暑湿浊邪有别于伤寒，根据同气相求的原理，应选用来复丹以浊攻浊。药后解出深色胶浆状的小便，身热已退，谵语已无，说明湿热之邪已从小便而解。此案患者经章虚谷治疗已有月余，然多次用药效果不佳，虽然如此，病家笃信，终至显效。故章虚谷在此案中颇有感慨："呜呼！此证若非病家笃信专任，余虽竭尽心思，无从着力。或多延数医，乱投杂试，则万无生理矣。"

由以上三则医案可知，章虚谷诊治疾病时，四诊合参，辨证精细得当，临床思维严谨，善于基于经典之论辨析疑难杂病，确实为后世医家学习的楷模。

（二）水蓄胞中案

又前在粤东，有陈姓妇人，年未三十，怀妊六个月，腹满及脚，饮食不进，大便艰燥，小便不利，左胯间与小腹掣痛如锥刺，日夜坐不能寐。医者谓系湿邪，用五苓散法。又邀余诊视，左脉弦强关尤甚，右关弦滞。余曰：凡湿邪，脉必濡细，今脉象如是，为血少肝气犯脾胃也。彼以小便不利，故认作湿邪，而不知《经》云：肝主遗溺癃闭，此肝火郁结之癃闭也。肝为风木，风火煽动，故胯间刺痛。若用利水药，反伤津液，其燥愈甚，必致痉厥之变。乃重用大生地为君，佐当归、白芍、黄芩、香附、紫苏、生甘草，稍加厚朴、木香等。服两剂，脉稍和，满略减，唯小便仍涩，犹有刺痛。即于前方加黄柏、车前，服两剂，小便畅行，其痛若失。乃去黄柏、紫苏，又服两剂，胸宽食进，夜则安睡，唯云腹满，不能全消。余令其夫问之，腹皮有无亮光。答云白而光亮。余思既有亮光，确系水邪，但小便已畅，何以水邪不去，深疑不解。然眠食已安，脉亦平和，姑且听之。而病人安睡至第三夜，于睡梦中，忽闻震响一声，落下死胎一个，满床皆水。余闻之，始悟水蓄胞中，其胎早已经泡死。幸得母体安和，气血运化，死胎方得自下。因其平素血少，肝气不和，脾胃受制，水谷不能输化。汤饮一切，由脐带渗入胞中，水在胞中而脏腑反燥，利水之药断不能泄胞中之水，反耗其阴，必致痉厥而死。

按： 本案患者是一名孕妇，已怀孕6个月；现主症表现为腹部满，脚肿，纳差，大便干，小便难，左胯与小腹部刺痛，每天只能坐着不能睡觉，脉象表现为左脉弦强关尤甚，右关弦滞。分析脉象，左关弦强说明肝气盛，右关弦滞说明肝木克于脾土。所以，治疗上应泻肝补脾，滋水涵木；用药上重用生地滋肾阴，配伍当归、白芍养肝柔肝，紫苏宽中行气，黄芩清内热，生甘草培补中土，厚朴、木香调畅气机。二诊症状略有好转，但仍有小便不利，故在方中加黄柏清利下焦之热，车前子利尿通淋。三诊时诉药后小便通利，故去掉苦寒之黄柏、辛温行气之紫苏。四诊时症状基本痊愈，仅遗留腹满持续存在，腹部皮肤光亮。之后三天，该孕妇突然产下一名死胎，随之排出很多水，至此，章虚谷才明白是由于水蓄胞中所致，利水之药不能泄胞中之水，只能泄母体之水，这样会进一步加重母体阴液的亏虚，最终会引发肝风内动，而为痉厥。章虚谷在此案之后还附以家族的一个案例证明利水可终致痉厥："同时有余族侄女，亦患如此证。为医者用利水药而致痉厥。又妄认为中寒，用附子理中汤一剂，乃致阴阳离脱。余用大剂滋阴摄阳之药，昼夜急进，竟不能救，延三日而卒。呜呼！此有幸不幸之命也夫。"章虚谷自供疏陋，以此案的疑难来警醒后人，要仔细辨证处方，才不至于失治误治。

（三）风客阳经案

丁亥春有贫妇人，年逾五十，身发寒热，头肿如斗，目闭鼻平，颈以下肢体皆不肿，胸闷不食，医用消毒饮不效，继投大黄更危困。邀余诊视，脉弦迟无力，面晦无泽，唇舌皆淡白，微有薄苔。余曰：《经》言面肿为风，阴经不上头面，此风邪客三阳经也，且脉证虚寒不解，其阳经风邪，反凉泻其内，无怪益困矣。乃重用荆防柴葛散风，佐牛蒡、杏仁、厚朴利膈清痰，加干姜、甘草温中以解凉药。服两剂，病减思食，又两剂目开肿消，寒热退而粥食大进，调理数日而愈。夫治病不辨脉证，但执古法以求效，难矣。故仲景垂教唯凭脉证，不执死方。未知仲景书者，亦不自知其误也。凡余所治疑难各病而愈者，多贫苦人。若富贵者，病势既重，日必三五医，多方杂试，鲜有能愈者。以此见祸福之权在造化，非医所能为力也。

按：本案患者是一位年过半百的贫穷妇人，主要症状表现为头面部肿。因为头为诸阳之会，是阳经汇聚之处。在外感六淫邪气之中，风为阳邪，其性易袭阳位。所以，本案当中头面部肿，为风邪外袭所致。脉弦迟无力为阳气亏虚，所以章虚谷选择的治法，以疏风、温中为主，处方选用辛温之荆芥、防风疏散头面部风邪，柴胡、葛根升提上达于头面。因患者胸闷不食，佐以牛蒡子、杏仁、厚朴利膈清痰，干姜、甘草温中补虚。药后病情好转，肿退，能进饮食。通过此案，章虚谷再次强调，治病之时要脉证合参，仔细辨证，方不致失治误治。

（四）真寒假热案

丁亥仲春，有七十老人，数年前患疟，病根未除，每至夏秋则发。去冬至春，忽病呕吐战振，筋脉挈痛，愈后屡发。或见其小便黄赤，大便干而少，面有红光，谓是肝郁化火，火逆犯胃作呕，胃阴不足，故小便黄赤，大便干少也。余诊脉，虚涩少神，观舌苔，白腐而厚。因言中焦虚寒，浊阴聚胃，故呕吐。是胃阳不振，非肝火作逆、胃阴不足也。遂用姜制半夏为君，佐参、苓、附子、干姜、生姜、桂枝、芍药、乌梅、草果仁。一剂，即甚效。继又去乌梅，加厚朴。连进十余剂，每剂附子用至三钱，胃口开而病愈。其大便反溏，小便反清。盖三焦气化，则水道行，而阴浊下也。

按：本案患者素有疟疾病史，多年未曾彻底根治。现症呕吐、战栗，筋脉瘛痛，小便黄赤，大便干少。从以上症状来看，很多医家都会认为是内有热所致，但章虚谷认为，这是医家对《黄帝内经》研读不够深刻所致。《素问·灵兰秘典论》曰："三焦者，决渎之官，水道出焉。膀胱者，州都之官，津液藏焉，气化则能出矣。"故小便之行，必由三焦气化而出。三焦为少阳相火，故火盛则小便黄赤，火衰则小便清白，这是常理。但是《灵枢·口问》篇又云："中气不足，溲便为之变。"如果相火衰弱，中焦虚寒，不能化气，则胃中汤饮痰涎，浊阴凝聚。而火的性质是炎上的，衰弱之火不能炎上，而屈伏于下，水道不畅，小便反变黄赤，这就是此案患者小便黄赤的原因。对于大便干而少，也不能仅当作热来看待，要结合患者的舌脉进行辨证。此案患者的大便干少，当是阴结。《伤寒杂病论·辨脉法》曰："其脉沉而迟，不能食，身体重，大便反硬，名曰阴结也。"患者脉虚涩，身重，不思食，而大便干少，正与仲景所云之阴结相应。患者舌苔白腐而厚，为胃中阴浊凝聚，相火衰弱已极之象；不纳食是由于胃阳不振，浊阴盘踞所致；中焦湿聚，气化不行，津液不能敷布于下焦，下焦反燥，故大便干而少；面有红光，是因为呕吐过多，肺气上逆，虚火浮于经脉之故。又因其疟疾尚未痊愈，膜原必有结邪，畏寒发战也是由于营卫不通所致。所以章虚谷经过严谨细致的辨证分析，用药以姜制半夏为君，祛湿化痰以散膜原之邪，佐人参、茯苓、附子、干姜、生姜、桂枝、芍药、乌梅、草果仁，取附子理中丸和达原饮之意，温建中阳开胃，药后即效，随证加减而愈。

此外，章虚谷还对舌诊进行了发挥，其在案中论述道："舌为心之苗，心为君火，色本赤。三焦为相火，脾胃为中土，火土相生，气脉相贯。是故胃中或寒或热，或清或浊，其状其色，必现于舌。舌苔厚腻者，胃中阴浊凝聚也。其色若黄，黄为土之本色，土有生气，生土者火，火与阴浊交混，而成湿热之邪，则宜辛温苦降以祛浊，佐凉以清火。若色白者，白为金色，土无生气，相火衰弱已极，必用辛热助阳化浊，甘酸培土和肝。以其土无生气，故不纳食。胃阳不振，则浊阴盘踞，浊阴已盛，断非胃阴不足矣。若胃阴不足，舌红而光无苔垢，昔人论之已详。此阴阳清浊之理，确乎不易者也。"

章虚谷通过此案旨在告诫后人，临床病情复杂，辨清真假尤为重要，要以《黄帝内经》《伤寒论》为基本准则，结合症状表现以及舌苔脉象，才能掌握正确的治疗方向。

（五）咽喉肿痛案

余在粤东曾治四人，而两人用桂附八味加牛膝牡蛎等而愈。有两人先伤凉药，残焰无存，虽用桂附等竟不能救，然必辨之的确，若实火误用桂附则立毙。盖实火在心肺间，故但喉旁肿硬，其色紫赤而悬雍不甚下垂。悬雍属肾，故虚火必悬雍下垂甚长，喉旁虽肿亦软，而色不紫赤，仅红或淡，或痰湿熏蒸而腐烂。实火尺脉沉实，寸关搏指而不流利，以风火内闭故也。虚火脉必无力，或数或迟，尺部无根，以此为辨。或虚火而兼外邪，须先表散外邪，再用引火归原之法。

按：咽喉肿痛是临床常见症状，有些医者见到咽喉肿痛便用凉药，却不知咽喉肿痛的发生有实热与虚热之分。对于实热患者，选用凉药清其热是正确的，但是对于虚热所致咽喉肿痛，如果滥用凉药，会更伤其阳，甚至有死亡的危险。章虚谷着眼于此，提醒后世医家治疗咽喉肿痛时，要区分实热和虚热，并提出了二者的鉴别点。首先是肿痛之处颜色和状态不同。实证患者，颜色紫赤而悬雍不甚下垂，喉旁肿硬；虚证患者，色不紫赤，仅红或淡，喉旁虽肿亦软。其次是脉象的不同。实证患者，尺脉沉实，寸关搏指而不流利；虚证患者，脉或数或迟，尺部无根，总体上是无力脉象。故章虚谷此案，旨在告诫后人治病必须要分清虚实。

（六）风温案

余在粤时，有一体盛肌松之人，春令患风温，身热头痛、咳嗽喉疼。屡用辛凉疏解，咳嗽喉疼差愈，而身热不退，其邪反郁。肢体隐隐如疹状，烦扰不安。观舌，边黄中白而皆滑，始悟其中寒外热，而有湿痰，故辛凉不能解热也。乃用二陈汤加附子一剂，其身大热，满舌皆黄，再用辛凉，加藿朴数剂遂愈。

按：本案为春天感受风温邪气的体盛肌松患者，当下主症表现为身热头痛、咳嗽喉疼。经用辛凉疏解之药后，症状未见明显好转。更见身热，肢体出疹，烦扰不安；望舌，见舌边黄中白而皆滑。由此章虚谷判断为中寒外热，兼有湿痰。湿痰为阴邪，与内寒相搏结，则更难以去除，单用辛凉之品不能奏效。所以先用二陈汤加附子温阳化痰，痰去之后再用辛凉之品清其热，则病得以痊愈。

此案体现了章虚谷根据体质辨证的思想。对于感受温暑之邪的人来说，用凉解之法是正确的。但前提是要考虑到患者的体质。如是体盛色白之人，或者色不白而腠理疏松之人，属阳虚体质，感受热邪之后，用凉药治疗往往不能取效。因阳虚体质服用凉药之后，首先伤及脾胃阳气，脾胃受伤之后不能运化药液，使其发挥疗效。此时，需要望舌进行辨证，此类病人舌虽边黄，中必白滑，呈外受热邪，中焦虚寒之象，此时应首先用辛温方药通其阳气，使中阳振奋；待舌苔中心由白变黄之后，再用凉药清解。如舌苔厚腻，是热伏湿中之象，应首先用辛温之法化湿浊。如感受热邪偏盛，骤然用凉药可能会遏其湿而火反伏，导致病情缠绵难愈。

（七）误用蒌仁案

城东有徐姓人，种园为业，年近五旬。丙戌夏初，患温病六七日。云医者回复不治，恳余视之。其人昏愦不省人事，大便流粪水不止。按脉，寸关散漫不应，尺部摆荡下垂。轻按皮肤则凉，重按肌肉，热如火。其妻言病初起时，发热畏寒而口渴，今泄利不止，口即不渴，而神昏矣。余意必因服蒌仁等凉药，脾气滑泄，热邪陷入太阴也。病家检方出，果系柴、薄、羚、羊、知、芩、枳、半、蒌仁等药。因思贫苦人劳力，非同内伤，或可救治。随告病家曰，若服余药，必要仍然发热口渴，及有汗出，方有生机。遂用生党参三钱，加柴、葛、升麻、苏、朴、甘草、姜、葱两剂。次日视之，脉弦数，身热汗出，而口大渴。即于前方去苏、朴、姜、葱，加生石膏一两，知母五钱，又进两剂。大汗淋漓，下利止而神渐清，遂思粥食。乃减党参钱半，加鲜生地，连服数剂，调理渐安。

按：本案患者是误用瓜蒌仁通泄大便后导致的危证。本为冬季受寒之后，邪气伏藏于少阴，到春天阳气升发之时，邪气也随着春升之气而发。但由于邪气伏于少阴过久，郁而化热，所以发病之时表现出的热象，盛于感邪即发之证。初起发病时，发热畏寒属外有表邪；口渴为内热偏盛。所以，治以表里双解之法。而此前医家未仔细辨别病情之来龙去脉，见到有热则通利大便以泻热，致使邪气内陷于阴分；由于通泻之药瓜蒌仁为寒凉之品，用之更伤脾胃之气。因此，章虚谷采用益气升提之法，使邪气从阴分转出阳分，药后脉转弦数；发热，出汗，口渴，为阳明气分热盛之象，说明邪气已由阴分转出，进入阳分，故在原方基础上去掉辛温之药，加生石膏、知母，取白虎汤之意；待神清之后，减半党参的用量，加生地养阴，疾病得以痊愈。

章虚谷在《医门棒喝·卷二·温暑提纲》中提过类似的病证，多是由于贫苦之人在寒冷季节衣着单薄，又劳力做活，感受寒邪之后，邪伏少阴，待到春天阳气升发之时，邪气郁而化热，劫烁肾阴，兼有外感虚风，表里俱病。所以，患者在发病之时畏寒发热，是由于外感风邪所致，口渴则是由于内热勃发。对于这种病证，应当遵循《素问·六元正纪大论》"木郁达之，火郁发之"的治疗法则。但当时有些医家并不熟悉经典，且认为张仲景的《伤寒论》只能治疗伤寒，不能治疗温病，所以不理解张仲景的辨证方法，也不使用张仲景创立的处方。反而以吴又可《温疫论》为准则，诊病之时不辨邪气深浅、人体虚实；习惯使用柴胡、薄荷、知母、黄芩、枳实、厚朴、杏仁、半夏、连翘、栀子、郁金、豆蔻、犀角、羚羊角等药组方。一听说患者大便不通，不论虚实寒热，便用瓜蒌仁通便，不通则继用峻猛攻下之大黄通腑，却不知对于内无食积腹胀的患者来说，是不能用通便之法的。如果病邪在表，使用通便之药，反而使邪气内陷，造成坏证。

章虚谷以此案为例，旨在告诫后人诊治疾病之时，一定要以张仲景的辨证论治方法为准则，对于辨别疾病的深浅和人体虚实都是大有裨益的。《伤寒论》当中的方剂，不仅可以治疗伤寒，通过加减化裁也可治疗温病。通过此案，可见章虚谷反复强调辨证论治的重要性，既是提醒医者反省过错，也是提示避免重蹈覆辙。

（八）热病案

案例1

近处有齐姓妇人，年三十余，体盛阳虚之质。丁亥正初，卧病七八日，水米不进。邀余视之，状甚委顿，不能起坐，语声低不能闻。按脉濡迟无力，右寸关沉弦而涩。据述初起发热头痛而畏寒，服柴、薄、知、芩、栀子、连翘等一剂，即觉口干难忍。食梨蔗等水果，遂不思粥食。胸腹满闷，大便四五日不解，头即不痛，身亦不热，但觉畏寒而已。余令人按其胸腹空软，但虚满耳，舌苔薄而微白。余曰：此本感受风寒，因凉药而邪内闭，胃肠被郁，故即口干。又食生冷，则中阳更伤。肺胃伏邪不出，须用辛温开解，乃用苏、杏、葛、防、桂枝、厚朴、甘草、姜、枣等一剂。次早胀满略减，脉仍弱涩，多日不进粥食，狼狈已极。正气既亏，伏邪难出。乃仿仲圣建中例，于前方加党参三钱、干姜一钱。服后腹中鸣响，胀满渐减。其亲戚见病势沉重，又延别医诊之。言是风温，遂用时方。闻大便多日不解，即加蒌仁五钱、大黄三钱。并云一剂大便不通，再服一剂。病家疑惑，至黄昏时，来询余可否服大黄方。余又为诊脉，比前已好。询病人，云略觉安舒。余曰：此本虚寒邪伏，故服党参、姜、桂温补热散之药，阳气转动，腹鸣胀减。若服大黄、蒌仁，以寒遇寒，如冰益水，更使凝结。大便必然不通，元气止存一线。再服苦寒攻药，元气先脱，何须两剂以通大便哉！其理如此，请自酌之。于是止而不服，次日又邀余诊，胀满已消，脉亦较好。即于前方去厚朴，加附子钱半，服后渐有微汗，随解大便些须，即思粥食。次日又诊，神气脉象均好，伏邪得汗而出。乃用温补气血，调理半月，始得下床。

按：本案患者感受风寒之邪，因误用凉药治之，导致胃肠被郁，脾不能运化津液上承于口，故口干。患者为缓解口渴而食用性偏寒凉之水果，导致脾胃阳气进一步受损；脾胃阳气亏虚，运化功能失常，故不思饮食。胸腹胀满，亦为中阳亏虚所致。章虚谷选用辛温之药以开解，防风、桂枝辛温散寒疏风，苏叶宽中行气，葛根升轻，杏仁开宣肺气，厚朴消积除满。以上诸药，升降相因，旨在恢复脾胃升降之职；甘草、生姜、大枣，调和营卫，顾护胃气。二诊时症状略减轻。此时，因多日不曾进食，正气亏虚，难以驱邪外出，所以加党参、干姜温补中阳。药后腹中肠鸣，为阳气得以运转之象，所以胀满消除。故去掉行气之厚朴，加附子大补其阳，后以温补气血调理至病愈。章虚谷通过此案提示，对于大便不通的患者，不可不辨证就滥用攻下之药，尤其是对于体质虚弱的患者，攻下之法会更加耗伤人体的正气，造成失治误治。故章虚谷在此案中评论道："夫用姜桂附子而大便始通，其寒凝甚矣。且其脉象症状，显然虚寒。奈何全不辨别，犹投知芩大黄，是真以人命为儿戏也。显而易辨者如此，其假实假虚为难辨者，误治更多矣，岂余所敢妄言乎。"

案例 2

是年夏令，又有城中青道桥吴姓男子，年二十余，患热病。先有医者，与吴又可达原饮两服。至第四日，邀余诊视。其身微热，头疼不甚，口渴饮不多，舌苔薄而黄，胸腹无胀满，不思食，略进稀粥，大便不解，小便黄，神色不爽，夜有谵语。余察诸证，全是热邪闭伏之象。但诊其脉，右手弦软而迟，左手寸关全无，唯尺部略见。因思营行脉中，右属气，左属血，今左脉如是，其邪闭于营，血滞甚矣。营为阴，故夜分有谵语也。且渴不多饮，内热不甚，而营血滞涩，断不宜妄投凉药以遏其邪。遂重用当归、桂枝，佐连翘、赤芍，以通其营。加知母、厚朴，以清肺胃。连进两服，左关脉稍出，寸部仍无，内热略甚，大便不解。乃于前方，加制大黄二钱，解大便二次，舌苔亦退，惟左寸依然不应，夜仍谵语。此邪干心包，恐防昏厥，即于前方去大黄，重用当归，又加柴胡，和入至宝丹五分。次日又重加桂枝，左寸始得稍应。如是服当归、桂枝、至宝丹等药。至六剂，左手之脉方调达，寸部始见洪象本脉，粥食渐加，谵语亦少。而小便时，阴中掣痛。此伏热流通，乃减少当归、桂枝，加玄参、羚羊角、黄柏、滑石之类。小便不疼，而口仍渴。乃去滑石、黄柏，加生石膏、鲜生地之类。连服四剂，诸证皆退，调理而安。

按：本案患者在冬季感受寒邪，邪气侵入营分，伏而未发，到夏季气候炎热之时才发病。此伏邪发病，来势迅猛，比感邪即发者更加难以治疗。患者身热、口渴饮少、大便难、小便黄、纳呆、谵语、舌苔薄黄，呈现一派热象。但诊其脉右手弦软而迟，左手寸关脉无、尺脉微；辨证为邪入营分。故重用当归、桂枝入营分以和血，佐连翘、赤芍清营分之热，知母、厚朴清肺胃。药后大便仍不解，故用制大黄通畅腑气。三诊时，大便虽解，舌苔亦退，但左寸脉仍然无力，伴见谵语。章虚谷认为，证属邪陷心包，有昏厥之虞，故去掉大黄，重用当归、桂枝，加柴胡升发阳气，并以至宝丹醒神开窍。药后谵语减少，饮食增进，左脉已出，小便时痛，为热有随小便而出之势。故减少当归、桂枝的用量，防止温燥太过，加玄参、羚羊角、黄柏、滑石等清热凉血之品，待小便不痛之后则去滑石、黄柏等通利之药，加生石膏、鲜生地清热养阴而收功。

此案中，有一个问题一直困扰着章虚谷，患者呈现一派热象，但诊其脉却是一派阴寒，实在让人费解。遂询问患者致病的缘由，据患者所述，上年冬间赴山东，投亲不遇，盘费短少，奔走长途，落魄而归。章虚谷恍然大悟"冬伤寒邪，藏于肌肤"之言为确，认为辛苦之人尤多。并在此案中论述道："盖风伤卫而寒伤营，因其年少，元气未亏，邪不能内干，而侵入营中，与血气搀混，全然不觉。历春至夏，阳气升散，其病始发。若非余亲见，而得之传闻，亦难遽信。以是可知王叔和，当时亦曾亲验，故云辛苦之人，春夏多温热病者，由冬伤寒邪所致也。后人以叔和之言非者，殆未亲历故也。故凡病情变幻，莫可穷尽，医者虽博古通今，断不可自负自用，致伤人冥冥之中而不觉也。"

此案中另外一个焦点是章虚谷所用当归、桂枝，很多医者持不同见解，认为当用犀角、羚羊、芩连、牛黄丸等大凉之药，理由是患者郁热成斑，必服此药，其斑乃出。章虚谷在案中解释道："脉证如是，热邪尚轻，而营血凝滞特甚。若用凉药，血得凉则凝，而邪愈闭，虽有斑而不出矣。邪闭不出，元气日削，命不可保也。"事实证明章虚谷的判断是正确的，患者服桂枝等方至六剂之多，其脉始出，而邪始达。假设患者有疑心，其间又服用其他药物，则吉凶未可知。

章虚谷在两则热病医案中，阐明伏邪确实存在，伏邪发病不同于感邪即发，治疗上颇为棘手且疗程较长；若辨证施治思路不清，易导致失治误治的危险；故警醒世人要熟读经典，并将之应用于临床，诊病之时多加思考，方能造福世人。

（九）痘证案

案例1

一至交闻朴堂，年五十余。无亲昆弟，止一子，甫二龄，于丁亥季春出痘。时值寒水客气，多雨少和。闻其发热三日而见苗，见苗即身凉。余谓顺证无虑，故不视之。经医者用药，服五六日，忽言证危难治，于是惊惶，邀余观之。其痘虽多，尚分颗粒；唯因禀弱，面白气虚；痘出脾脏，故形平扁。脾为太阴湿土，阳气不振，脾脏痘毒，必由胃达肺。故宜疏利肺胃之气，毒始透发。医以凉血攻毒，入心肝经药治之，余毒壅胃，遂致咬牙，痘顶塌陷，而见坏象。余用参芪保元汤，加芎、归、厚朴、山楂等扶气疏毒。煎熟未进，适有关切之人，言余方不合痘科成法，断不宜服。嘱令仍服前医凉药，并有蜂房等毒物坏胃者。于是更形委顿，粥食少进，咬牙尤甚，自分无救。余知之不忍袖手，又走观之。乃谓吾友曰，余非痘科，无怪人不信之，但云吾方不合痘科成法，岂凉血攻毒，为治痘一定之法耶。果尔，则止须刻印是方，痘家自治可矣，古人设立诸法，皆为无用。即示以痘科书所载各方，吾友始能释疑，余遂勉为救治。因其咬牙特甚，毒气壅胃，乃以余之前方，去川芎，加升麻、葛根、牛蒡、紫苏、杏仁，开提肺胃壅毒。一日连进两剂，服后，吐出痰涎甚多，吐中有升发之意。故次日咬牙减少，痘形略起，唯色白无光彩，大便溏而酱色，日三四遍。此脾胃虚寒，急防毒陷。遂用参芪、山药、丁香、肉桂、当归、厚朴、角刺等，又连进两剂。次日咬牙已除，饮食亦进，痘形渐起，浆甚清稀。即于前方加附子、枸杞、鹿角胶，扶阳助浆。次日诸证较好，即去桂附，仍用丁香，加桂枝和络。次日头面渐回，腿腹各处，浆胀甚粗。又去桂枝，加术以收浆。又调理数日，痂落渐愈。

按：本案患儿禀赋薄弱，面白气虚为脾气不足之象。因医生用凉血攻毒之法治疗，导致痘毒壅于胃，出现形神委顿、咬牙、纳差等坏证。章虚谷认为这是医者对痘证惯用的治疗方法所致，并在此治案中论述道："夫痘毒之出，全赖元气鼓运，而人禀质，有阴阳强弱不同，故痘有虚实寒热之异。昔人论治之法，温凉补泻皆备。岂可以凉血攻毒，走心肝经药，为治痘定法乎。"章虚谷从辨证论治的思路出发，用参芪保元汤益气健脾，加升麻、葛根托毒外出，牛蒡子、紫苏、杏仁开宣肺胃之气。服药后吐出大量痰涎，是使用升提之法的效果。随后咬牙减少，痘形略起，大便溏如酱色，此为脾胃虚寒之象。当以温阳健脾为治疗大法，防止邪毒进一步内陷。故加人参、黄芪、山药大补脾胃之气，丁香、肉桂温阳散寒，当归、厚朴行气和血，皂角刺促使痘之透发。药后症状好转，痘内浆液清稀，为阳虚之象，故在前方基础上加附子、枸杞子温阳，鹿角胶补益精血，好转之后即去肉桂、附子，防止热药太过耗伤津液，最后加白术益气健脾和胃以调理善后。章虚谷认为此案中的关键在于两点：第一点，痘毒发展变化迅速，必须提前判断痘毒的发展方向，及时施治。此案就是这种情况，病人已现坏象，而家属又惑于旁言，迟误一日有余，危险极矣。故章虚谷一日连进药两剂，不使有间，急如追逃，才获痊愈。第二点，以桂附丁香治痘，这些药物是医家治痘之大忌，如若无效，则声名狼藉，然而章虚谷正是冒着这种风险，本着医者的职业精神，胆大细心地进行了诊治。故章虚谷在案中论述道："设或不能挽救，则必众口同声，谓余药之非，断不能辨白者也。呜呼！医为仁术，原以救人为心，但术不精，或反害人。此当反求诸己，所谓尽己之为忠也。若外来毁誉，只可听之。冥冥中必有神明之鉴，断不可因毁誉，而沮救人之心。明理君子，或不以余言为河汉也。故特记之，以为轻忽人命，及多言害事者戒也。"

    章虚谷在此治案还分析了各种痘证的论治思路："心肝两脏痘，为有余之证，不药亦可愈。脾肺两脏痘，为不足之证，必助气疏毒。若以治有余之药，治不足之证，初起本顺，反变为险矣。然用补之道，原有权衡，非可混施。痘既出齐，毒势向外者多。若元气怯弱，余毒不能外出，数日后，元气不支，则外毒反从内入而死。故出齐时急须辨之，如色紫赤，或干枯者，此火毒闭结，须清火活血，兼利其气。大便燥结，必用生地、大黄等药。若应色淡红，或白，其顶平塌，或陷者，此阳气大虚，急须甘温助气，兼活血利气。气血活而元气壮，毒自外出化浆。"

章虚谷在此案中不惜冒着名声毁坏的风险，力排众议，坚持己见，以其高超的医术挽救了患者的生命，案中所述的医术、医德都是值得我们学习和借鉴的。

案例2

又有观巷凌宅，五岁一童出痘，服药失宜，灌浆未足而遽回，烦渴不安，胃不纳食，便溏不固。余视痘形，本属脾脏，色灰塌陷。此因过服凉药，余毒内留，脾阳下泄，本为难治。勉用人参、丁香、升麻、葛根，升阳解肌，牛蒡、厚朴，清胃疏毒。连进两服，次日大便不解，渴减思食，唯咳嗽甚多。此毒由胃达肺，遂于前方去丁香，加贝母、银花又服两剂。次日口不渴而食加，唯仍咳嗽，牙龈腐且臭。此肺胃之毒，壅于经络，肺为娇脏，毒最难出，仍用人参、升葛、牛蒡、贝母，加麻黄、生石膏。两服后，牙龈渐好，咳亦轻减。乃减麻黄石膏，仍加银花。继又清养肺胃，调理旬余而安。

按：本案为痘证误治患儿，由于服用过多凉药，导致痘中浆液未完全充满便迅速退回，并出现纳差、便溏。章虚谷辨证为余毒内留、脾阳亏虚。故以人参大补元气，升麻、葛根升阳举陷，丁香温脾阳，牛蒡子、厚朴清胃解毒。章虚谷在此案中解释道："夫脾为太阴湿土，性喜香燥。阳既下泄，虽用人参升麻，若不佐以丁香，其毒不能升发；不用术者，恐其滞也。"药后出现咳嗽，是痘毒由胃上达于肺所致。故在前方基础上去掉丁香，加入贝母、金银花清肺热，化痰止咳。三诊又出现牙龈腐臭，这是由于肺胃之毒通过经络上犯于牙龈所致，故加麻黄、生石膏清热宣肺，后以清养肺胃之法进行后续调理。故章虚谷在案中论述道："肺位最高，其窍壅塞，故咳嗽难愈。非麻黄石膏，不能开窍逐毒。又恐中气怯弱，则毒留难出，故仍用人参也。是证若再迟一二日，则元气败而毒陷深，即不能投人参丁香等药，则死矣。"

这两则医案，虽然同为痘证，但所用方药大相径庭，体现了同病异治的原则。痘毒的发出全赖元气鼓运，由于患儿体质有阴阳强弱之不同，所以痘有虚实寒热之区别。章虚谷认为，痘有"心肝两脏痘"和"脾肺两脏痘"之分；前者多为有余之证，即使不服药也可以痊愈；后者为不足之证，依靠自身正气不足以使痘完全透发，需要借助药物托毒外出。若元气不足，不能托毒外出，痘毒会内入而造成坏证。所以辨别"心肝两脏痘"与"脾肺两脏痘"，是非常重要的。如颜色紫赤或干枯，此为火毒闭结，治疗上应当清火活血兼利其气。对于大便燥结者，必用生地、大黄等。如痘色淡红或白，其顶平塌或陷，为阳气大虚之象。治宜甘温益气兼以活血利气，气血活而元气壮，毒自外出化浆。所以章虚谷告诫医者，务必要仔细观察痘之颜色、形态，四诊合参，正确地辨证施治。

（十）瘄证案

黄笑山先生令嫒，年十余岁，出瘄，见点已五日。经幼科以常例升提表散之药治之，其毒总不透发。气喘鼻煽，日夜烦扰，其状甚危。余诊脉，虚弱带数，唯左关尺沉弦而滞。知为肾肝蕴毒未出，乃重用玄参，佐知母、归须、赤芍、犀角、羚羊、连翘、甘草。一剂服之，其夜即能稍睡。次日脉象松动，唯口大渴，犹喘急鼻煽，是热毒已达肺胃。又重加石膏，数剂后，渐安而愈。

按： 本案患儿出瘄见点五天，用升提表散之药，未能使毒完全透发，反而出现气喘鼻扇、躁扰不安。章虚谷通过诊脉分析病情，判断为肝肾余毒所致，并对治案之中的方药进行了解析，认为玄参可滋肾阴解毒，启发肾气；犀角、羚羊角皆为透发之品，入肝经以息肝风，与知母、连翘、甘草配伍，将邪毒从厥阴经转出，入于肺胃；当归须、赤芍入血分以活络。服药一剂之后，病情就有起色，说明确实为内毒未出所致。章虚谷认为，此前医家用升散之品大泄肺气，导致喘急烦扰，非但未治愈疾病，反而使病情加重，是没有辨明病证本质使然。故章虚谷在治案中大声疾呼："吾愿天下后世，切须究心，勿泥成法，勿拘旧说。庶可保全生命，幸甚幸甚。"本案药后好转，仍有口渴、气喘，故加石膏清肺热而痊愈。如是先天元阳不足患儿，可少佐附子以助阳，以使毒邪外出。

章虚谷通过此案，阐明外毒内陷之痘证，不应频繁使用升散之药，以免肺气过于耗散而致危证；在辨证之时，要考虑体质因素，辨明寒热虚实以施治。

章虚谷

后世影响

一、历代评价 🦢

（一）对其书的评价

章虚谷的著作中，最能体现其学术思想的是《医门棒喝》。此书以医论为主，书中很多观点对后世影响很大，对此书的评价也最多。纪树馥，为纪晓岚之孙。其在《医门棒喝·纪序》中写道："余读其书，知于是道折肱者久，而凡别疑似于几微，订沿袭之讹谬，其论也切，其辨也详矣……章子积数十年悉心阅历，博极群书，为之剖厥，指正厥归，缕晰条分，发蒙振聩。意若不争之力，生命莫全，不持之严，宗依莫定，盖为医门中护法有如此者。此而不广其传，将偏执艺术，胶固不通者流，方沾沾自诩为有得，安望大发觉寤，于当头棒喝下耶？"

田鼎祚在《医门棒喝·田序》中说："余虽不知医，读其集，理明辞达，甚易通晓……其能记诵轩岐仲景之书，侈然自多者，盖亦仅见。而能深研其妙，融会在心，以辨别诸家疑似可否者，尤为罕闻……每论必三五千言，少亦一二千言。反复详辨，语无不切，必期理明义尽而后已。综其所集，不过十万言，阐发圣经之秘奥，救正诸家之阙失，而于先天、后天事物之理，几已括之。"

田晋元在《医门棒喝·田序》中说："禅门之有棒喝，使人觉悟性命之道耳。同里章虚谷先生，贯通乎三者之理，而尤精于医，因慨圣道之日晦，乃以济世之仁心，示迷津之觉路，著《医门棒喝》四卷，属余评点……继思管中窥豹，或亦略见一斑。展卷祗诵，细玩数过，如'六气阴阳论''太极五行发挥'等篇，将先天后天之奥、阴阳变化之微阐发殆尽，毫无遗蕴。而'土为太极之廓'一语，尤发千古之秘，直溯夫混元未辟之先，而独立其极。较杨子之谈元、生公之说法，尤为精妙而明确。其驳正丹溪、景岳诸公处，批却导欸，迎刃而解，使起丹溪、景岳于九京而问之，亦当俯首无辞。与诸人问答，则又大扣大鸣，小扣小鸣，反复辨难，疑义尽析，示以指南。又解圣经君相二火为体用，燥为风寒风热所化，暑为湿火相合而成，灼见秋伤于湿之文为讹，皆亘古所未道，如拨云雾而见青天也。论伤寒传经，疏解方义，穷元极妙，辨析温病混入伤寒之误，皆大阐仲景心法。暨夫温暑提纲、痘疹等论，则明立法程，申《灵枢》《素问》之旨，而正诸家之失。"

史善长在《医门棒喝·史序》中说："余羁世务，不谙医学，展卷茫然，乃息心玩之。其中论阴阳变化之理，天人合德之要，昔人所误，今人所疑，无不原始要终，条分缕晰。虽以予之愦愦，犹复心领神会，况习其业而将善其用者哉。知其于此道，不啻三折肱矣。"

《中国人物词典》评价道：章虚谷的学术思想，深受叶天士、薛生白影响，于温病之辨证论治颇有发挥；对刘河间、李东垣、朱震亨、张景岳等说，则善于撷取精粹，且能提出中肯之评论。在杂病辨治上，亦有较丰富的经验。尚鉴于《伤寒论》辞简义深，理法微妙，读者难以领会，乃参考明·方有执《伤寒论条辨》予以重编，以风伤卫、寒伤营、风寒两伤营卫为纲，阐述各经病证，撰《伤寒论本旨》。

《中国历史大辞典》评价道：章虚谷对刘河间、李东垣、朱震亨、张景岳等说则善于撷取其精华，并能提出中肯之见，在杂病辨治上亦有丰富经验，提倡张仲景辨证论治之理论。著有《医门棒喝》及《伤寒论本旨》，对温病学说影响较大。

《中国医学百科全书》评价道：章虚谷临证部分主以叶天士、薛生白温病说为基础，尤其推崇叶天士之说。他对温病的阐述，对王孟英编纂的《温热经纬》一书影响较大。在医学理论上，推崇张仲景辨证论治理论，对张景岳之说多所抨击，有一定见地。另有《伤寒论本旨》，强调伤寒与温病之不同，对六经、六气等概念，有所阐发。

（二）对其学的评价

章虚谷自小多病，又逢所在家乡疫疫横行，于是潜心研究《黄帝内经》《难经》等医学经典，不仅如此，还广泛涉猎金元四大家、明清等医家的著作，是个博学之人，医学理论功底扎实，为同道所称赞。在临证上，其所载医案中有成功者，对不效者也翔实记录，客观且实事求是。

田鼎祚在《医门棒喝·田序》中说："章子笃嗜性命之学，参儒释之理。故于医也，溯流穷源，力究十余年，未得其绪，而志益锐。久之，豁然悟轩岐之旨，犹未尽仲景变化之用也。今又潜心十余年，始有左右逢源之乐。乃其虚怀不敢自是，南北足迹所涉，凡同业绩学者，莫不咨访就正。"

田晋元在《医门棒喝·田序》中说："统而论之，先生不独明于医，而且明于《易》，明于天文历律，而融贯百家。故于医理之精微奥妙，阐发无余。尤妙至理难明之处，罕譬而喻，使愚夫愚妇皆可与知与能。非先生具大魄力具大手笔，焉能有此巨制。是固轩岐、仲景之功臣，丹溪、景岳之畏友也。"

韩凤修在《医门棒喝·韩序》中说："会稽章君虚谷，以久病娴此术，天性敏妙，上究《羲易》《内经》之奥，下及诸名家书，无不淹贯。"

史善长在《医门棒喝·史序》中说："有服先生方而效者十二三，服之不效者亦十二三，服之而危且殆，至不救者十三四。有人因之询先生，漫曰：彼本不治之证，余药冀生之命不济！"

章虚谷在《灵素节注类编·自序》中说："非有聪明特达之资不能悟其理，非有沉潜力学之功不能精其术，非有仁慈恻隐之心不能善其用，非有不忮不求之量不能行其道。然则医岂易言哉！若无实学而幸窃虚名者，是造孽也，非行道也。"

（三）对其人的评价

章虚谷为医，医术高超，世人称颂；为学，精益求精，溯本求源。这些都是世人已熟知的。其实，章虚谷本人的人格魅力更高于此，因为潜心研究医理，而淡泊名利，不随波逐流，成为当时其亲朋好友之间传颂的佳话。

田鼎祚《医门棒喝·田序》云："章子性恬淡，不屑奔竞形势，向游于粤，当道多折节交之，章子遇之泊如。其待人宽恕，行事磊落，未尝稍有苟且。余与章子订交垂三十年，在岭表相处久，又同客京师。周旋阃间，知之独深，故言其约略如是，即以弁之简端。"史善长与章虚谷亦相交三十余年，在《医门棒喝·史序》中评价虚谷："性恬淡不为利动，不为势慑。"不仅如此，史善长还讲述了章虚谷一次行医历程，展现了虚谷的人格魅力："昔予需次京师，宦江右，继而被议出塞。往返三万里，见所称时医者，所在皆有。设号簿于门，延者按次登籍，日将夕，疾呼于门：先生至矣！主人皇遽延入室，病者倚枕待诊，侍者磨墨未竟，疾书方掷笔起。主人趋而尾其后，问病轻重及饮食所宜，匆匆数语，登舆逝矣。"

《章虚谷学医心路初探》云："章楠是清乾隆后期、道光年间一位很有学术成就又很有个性的医家……虚谷求真求实的学风和勇气、宽阔的胸怀，直率的个性，与装腔作势、学术造假者，人云亦云、对学术权威不敢质疑者，真是鲜明的对照。"

二、后世发挥

章虚谷是一位在理论和临床都很有造诣的医学家，由于其治学严谨，勤于思考，勇于向权威挑战，一直为后人所称赞，其学术影响力也遍及很多方面。

（一）促进体质学说

体质是人体生命过程中，在先天禀赋和后天获得基础上形成的形态结构、生理功能和心理状态方面综合的、相对稳定的固有特质；是人类在生长、发育过程中所形成的与自然、社会环境相适应的人体个性特征。早在《黄帝内经》中，就有若干篇系统论述体质分类及相关内容，为中医体质学说的发展奠定了基础。章虚谷体质学说，秉承《黄帝内经》理论，也有自己独到的见解，对后世影响颇深。章虚谷在《医门棒喝》中专设一篇，论"人身阴阳体用论"。明确提出："人之体质，或偏于阴，或偏于阳，原非一定，岂可谓之常乎？"强调人的体质有显著的差异，即使感受病邪相同，但由于体质不同，病邪的转化也不尽相同，所以治法也不同。王琦在其《中医体质学研究与应用》一书中加以引用和肯定，并认为章虚谷："在临证实践中观察到人们的体质特征存在明显差异，而先天禀赋的差异、地理环境的不同、饮食习惯的区别是形成这种差异性的重要因素。"而"在体质差异与疾病治疗的关系方面，章虚谷主张医生的治则既要考虑邪气的性质及强弱，更要顾及病人体质的偏颇。"此外，宋咏梅等在其发表的《〈医门棒喝〉体质学说探微》一文中指出："章虚谷对体质学说的贡献，不仅在于其本人所取得的研究成果，他以体质观认识前人的论点，亦对我们有所启迪。在中医学的发展史上，屡见有争议的学术见解……使我们阅后顿悟诸位医家的成功以及偏执不足之所在……章氏发皇古义，融会新知，发展了古代中医体质学说，具有十分重要的理论与实践意义，对于现代中医体质学说的研究有一定参考价值。"

（二）发挥经方方义

章虚谷对经方推崇有加，但也时常阐述自己的学术观点。如桂枝汤，章虚谷提出，"脾胃为营卫之本，营卫为脾胃之标，凡治营卫之病，必从脾胃立法也"。陈霁荣在其"《伤寒论》营卫学说思想及其与桂枝汤相关性研究"文中就明确指出，对于桂枝汤及证的认识中："章楠的论述最为详尽，最得仲景心旨，所以价值最大。"肖相如在其《"解肌"是运用桂枝汤的基础析义》文中进一步解释为，桂枝汤解肌祛风源于调和营卫，调和营卫源于补益中焦。在脾胃强健、气血充沛的基础上，用桂枝通调卫气，则腠理开而汗出邪去，用芍药收敛营气，则营内守而不致过汗伤正。营卫和而腠理开阖有度，腠理开而发汗祛邪，邪去则腠理阖而汗自止。又如小柴胡汤，章虚谷《伤寒论本旨》曰："人身阳气，由肝胆而升，从肺胃而降，邪客少阳，则升降不利，柴胡味薄气清，专疏肝胆之郁，以升少阳之气，黄芩味薄苦降，凉而解热，同半夏归肺胃散逆止呕，此三味通调阴阳，以利升降之气也……故为少阳和解之主方。"此即章虚谷一贯提倡的"利机枢"法，机枢一转则"阴阳可调，升降可顺，根本可固，营卫可和，气血可平"。董胡兴在其《章楠利机枢法探讨》文中进一步阐述到，就人体而言，机枢乃指在阴阳旋转中处于重要地位和关键作用的某些脏腑。利机枢法，即调整这些脏腑功能活动的治疗方法。具体则指临床应顾护肝胆"喜凉润而条达"的生理特性，宜疏利，勿壅遏；宜柔润，勿克伐；同时健运脾土，通降胃腑，升清降浊，机枢自利。

（三）发展温病理论

温病分类随着温病学的发展而逐渐趋于成熟，如吴鞠通将温病分为九种（兼附疟、痢、疸、痹），而章虚谷在是书中对温病的分类及治疗有新的阐述，"兹细辨温病源流，当辨别而分治者有五：一曰春温，二曰风温，三曰暑温，四曰湿温，五曰瘟疫"（《医门棒喝·卷二·温暑提纲》），并指出吴鞠通将风温、温热、瘟疫、冬温并为一类，不知瘟疫与风温见证大异，已属"辨证未清"。尤值一提的是，章虚谷还对风温的因、证、脉、治都做了一定的阐述和补充。风温为感受风热病邪之温病，其发于冬季的又称为冬温。章虚谷认为不论发于春季或冬季，盖可称为风温。章虚谷还补充到，风温之为病，因气候变迁人感温和之候而成温病，有因外感之邪无不兼风，故风温之病较三时为多。这些观点已为现代温病学教科书采用。

不仅如此，章虚谷还整理了叶桂的学术思想。《四库全书总目提要》说叶桂"以医术鸣于近时，然生平无所著述"。可见，传世之书多为其后代或门人弟子汇编整理而成。章虚谷在著《伤寒论本旨》一书时，参考了唐大烈《温症论治》之本，将叶桂之学编入本书中，并加注释，命名为《叶天士温病论》。后叶桂门人华岫云编《临证指南医案》，将《叶天士温病论》列入卷首，更名为《温热论》，至王士雄又将此医论编入《温热经纬》，改篇名为《外感温热篇》。至此，叶桂的学术思想得以广泛流传。

（四）推动辨证论治

章虚谷是"辨证论治"的首提者，其在《医门棒喝·卷三·论景岳书》中曰："凡治伤寒、瘟疫，宜温补者，为其寒邪凝滞，阳不胜阴，非温不能行，非温不能复也。竟将伤寒、瘟疫同作一病而用补法，无怪世俗之不分邪正，但云补正即可去邪也。即此数则观之，可知景岳先生不明六气变化之理，辨证论治，岂能善哉！"后世在总结仲景学术思想之精华时，借用了这一词。现在，"辨证论治"一词已是中医术语中专有名词，并作为中医学术核心和诊治要则写入教科书中。

综上所述，章虚谷的学术思想对后世影响深远，这源于其对《黄帝内经》《伤寒论》《温病条辨》等经典的推崇；源于其溯本求源，严谨认真的态度；源于其敢于批判，引经据典，辩解信服的理据；源于其学风活泼，质疑经典，创新发展的精神。还有一点重要的原因，那就是章虚谷求真求实的学风和勇气、宽阔的胸怀，直率的个性，与现实社会中那些装腔作势、人云亦云、不敢质疑的人形成了鲜明的对比。也正是章虚谷的这种人格魅力感染着后学者，激励着他们在学术上勇往直前，永不畏惧。

章虚谷

参考文献

著作类

［1］清·章楠.医门棒喝（初集）［M］.北京：中医古籍出版社，1987.

［2］清·章楠.医门棒喝（二集）［M］.上海：上海古籍出版社，1996.

［3］清·章楠.灵素节注类编·医门棒喝三集［M］.杭州：浙江科学技术出版社，1986.

［4］春秋·李耳.道德经［M］.北京：中国文史出版社，1999.

［5］春秋·秦越人.难经［M］.北京：科学技术文献出版社，1996.

［6］黄帝内经·素问［M］.北京：人民卫生出版社，1963.

［7］黄帝内经·灵枢［M］.北京：中华书局，1991.

［8］汉·张仲景.伤寒论［M］.北京：中国医药科技出版社，2013.

［9］汉·张仲景.金匮要略［M］.北京：中国医药科技出版社，2013.

［10］晋·王叔和.脉经［M］.北京：科学技术文献出版社，1996.

［11］唐·杨上善著，李云点校.黄帝内经太素［M］.北京：学苑出版社，2007.

［12］金·刘完素.素问病机气宜保命集［M］.北京：中国中医药出版社，2007.

［13］金·刘完素.黄帝素问宣明论方［M］.北京：中国中医药出版社，2007.

［14］金·刘完素.素问玄机原病式［M］.北京：中国中医药出版社，2007.

［15］金·李东垣.内外伤辨惑论［M］.北京：中国中医药出版社，2007.

［16］金·李东垣.兰室秘藏［M］.北京：中国中医药出版社，2007.

［17］金·李东垣.脾胃论［M］.北京：中国中医药出版社，2007.

［18］金·张从正著；张宝春点校.儒门事亲［M］.沈阳：辽宁科学技术出版社，1997.

［19］元·朱震亨著；石学文点校.格致余论［M］.沈阳：辽宁科学技术出版社，1997.

［20］元·朱震亨著；彭建中点校.丹溪心法［M］.沈阳：辽宁科学技术出版社，1997.

[21] 明·李时珍.本草纲目［M］.北京：中国医药科技出版社，2016.

[22] 明·张介宾.类经［M］.北京：人民卫生出版社，1980.

[23] 明·张介宾著；梁宝祥等校注.景岳全书［M］.太原：山西科学技术出版社，2006.

[24] 明·吴有性.温疫论［M］.上海：上海古籍出版社，1991.

[25] 明·聂尚恒.痘疹活幼心法［M］.北京：中国中医药出版社，2016.

[26] 明·翁仲仁.增补痘疹玉髓金镜录［M］.上海：锦章图书局，1954.

[27] 清·朱纯嘏.痘疹定论［M］.上海：上海古籍出版社，1996.

[28] 清·宋麟祥.痘疹正宗［M］.兰州：宝翰楼，1825.

[29] 清·张璐.伤寒缵论［M］.北京：中国中医药出版社，2015.

[30] 清·戴天章著；刘祖贻，唐承安点校.广瘟疫论［M］.北京：人民卫生出版社，1992.

[31] 清·郭志邃著；刘玉书点校.痧胀玉衡［M］.北京：人民卫生出版社，1995.

[32] 清·汪昂著；鲍玉琴，杨德利校注.医方集解［M］.北京：中国中医药出版社，1997.

[33] 清·汪昂著；余力，陈赞育校注.本草备要［M］.北京：中国中医药出版社，1998.

[34] 清·吴仪洛著；朱建平，吴文清点校.本草从新［M］.北京：中医古籍出版社，2001.

[35] 清·尤在泾.伤寒贯珠集［M］.北京：中国中医药出版社，2008.

[36] 清·叶天士.临证指南医案［M］.北京：中国中医药出版社，2008.

[37] 清·薛雪.湿热条辨［M］.上海：上海古籍出版社，1996.

[38] 清·吴瑭.温病条辨［M］.北京：科学技术文献出版社，2010.

[39] 清·王士雄著；达美君等校注.温热经纬［M］.北京：中国中医药出版社，1996.

[40] 民国·赵尔巽.清史稿［M］.长春：吉林人民出版社，1998.

［41］郭霭春．黄帝内经素问校注语译［M］．天津：天津科学技术出版社，1981.

［42］李经纬，程之范．中国医学百科全书［M］．上海：上海科学技术出版社，1987.

［43］李经纬．中医人物词典［M］．上海：上海辞书出版社，1988.

［44］郭霭春．黄帝内经灵枢校注语译［M］．天津：天津科学技术出版社，1989.

［45］王洪图．黄帝内经研究大成［M］．北京：北京出版社．1997.

［46］王洪图．内经选读［M］．上海：上海科学技术出版社．1997.

［47］郑天挺，吴泽，杨志玖．中国历史大辞典［M］．上海：上海辞书出版社，2000.

［48］郭霞珍，张明泉，白霞．难经译注［M］．北京：人民军医出版社，2010.

［49］常存库，张成博．中国医学史［M］．北京：中国中医药出版社，2012.

［50］王琦．中医体质学研究与应用［M］．北京：中国中医药出版社，2012.

［51］周超凡．历代中医治则精华［M］．北京：中国中医药出版社，2013.

［52］张星平．中医各家学说［M］．北京：科学出版社，2013.

［53］王新华．中医历代医论选［M］．北京：中国中医药出版社，2014.

［54］李成文，张治成．伤寒学派医案（二）［M］．北京：中国中医药出版社，2015.

论文类

［1］江静波．章虚谷和《医门棒喝》［J］．浙江中医杂志，1964，7（1）：3-5.

［2］冯汉龙．对《章虚谷和医门棒喝》一文的几点商榷［J］．浙江中医杂志，1964（5）：24.

［3］杨森茂．章虚谷遗著《灵素节注类编》钩沉［J］．浙江中医学院学报，1980（3）：8-11.

［4］董胡兴．理虚抗衰法则探讨［J］．河南中医，1993，13（2）：64-66.

［5］宋咏梅，宋昌红 .《医门棒喝》体质学说探微［J］.山东中医学院学报，1996（2）：130-131.

［6］董胡兴 .章楠利机枢法探讨——虚损治法阐秘［J］.浙江中医杂志，1996（11）：483-485.

［7］刘成源，罗红艳 .当代辨证论治发展概况［J］.北京中医药大学学报，2000，23（5）：10-12.

［8］傅维康 ."辨证施治"术语的最早见载［J］.医古文知识，2003（10）：25.

［9］苟洪静，刘鹏，步瑞兰 .从《医门棒喝》看宋明理学对章楠的影响［J］.辽宁中医药大学学报，2006（6）：28-30.

［10］张天佐 .中医"先天"理论的文献研究［D］.北京：北京中医药大学，2010.

［11］赵黎 .章楠《伤寒论本旨》学术思想浅析［J］.安徽中医学院学报，2011，30（2）：10-13.

［12］周冠中 .体质评估的关键因素探讨［D］.北京：北京中医药大学，2011.

［13］沈钦荣 .章虚谷学医心路初探［J］.浙江中医杂志，2011，46（5）：313-314.

［14］杨丹，翟双庆 .章虚谷著《灵素节注类编》学术成就［J］.中医药学报，2012，40（6）：142-145.

［15］许冠恒 .《医门棒喝初集》温病学思想初探［J］.山东中医药大学学报，2014，38（1）：46-48.

［16］章原 .章楠医易思想研究［J］.南京中医药大学学报（社会科学版），2017，18（3）：155-160.

［17］丁立维，刘珊，熊益亮，张其成 .《医门棒喝（初集）》医易思想探讨［J］.安徽中医药大学学报，2017，36（6）：1-3.

［18］丁立维 .清代早中期医易思想研究［D］.北京：北京中医药大学，2018.

［19］张雪梅 .《伤寒论本旨》版本考［J］.中华医史杂志，2019，49（1）：29-33.

汉晋唐医家（6名）

张仲景　王叔和　皇甫谧　杨上善　孙思邈　王　冰

宋金元医家（19名）

钱　乙　刘昉　陈无择　许叔微　陈自明　严用和
刘完素　张元素　张从正　成无己　李东垣　杨士瀛
王好古　罗天益　王　珪　危亦林　朱丹溪　滑　寿
王　履

明代医家（24名）

楼　英　戴思恭　刘　纯　虞　抟　王　纶　汪　机
薛　己　万密斋　周慎斋　李时珍　徐春甫　马　莳
龚廷贤　缪希雍　武之望　李　梃　杨继洲　孙一奎
吴　崑　陈实功　王肯堂　张景岳　吴有性　李中梓

清代医家（46名）

喻　昌　傅　山　柯　琴　张志聪　李用粹　汪　昂
张　璐　陈士铎　高士宗　冯兆张　吴　澄　叶天士
程国彭　薛　雪　尤在泾　何梦瑶　徐灵胎　黄庭镜
黄元御　沈金鳌　赵学敏　黄宫绣　郑梅涧　顾世澄
王洪绪　俞根初　陈修园　高秉钧　吴鞠通　王清任
林珮琴　邹　澍　王旭高　章虚谷　费伯雄　吴师机
王孟英　陆懋修　马培之　郑钦安　雷　丰　张聿青
柳宝诒　石寿棠　唐容川　周学海

民国医家（7名）

张锡纯　何廉臣　陈伯坛　丁甘仁　曹颖甫　张山雷
恽铁樵